DE LA

RÉVULSION A LA NUQUE

DANS LES

AFFECTIONS CHRONIQUES DU CERVEAU ET DE SES ENVELOPPES

PAR

Emmanuel BLÉ

DOCTEUR EN MÉDECINE DE LA FACULTÉ DE PARIS

Ancien interne des hôpitaux de Nantes
Ancien interne de l'asile Saint-Jacques (Nantes)
Lauréat de l'École de Médecine de Nantes (1874-75 et 1875-76)
Ancien interne provisoire des hôpitaux de Paris
Membre de la Société anatomo-pathologique de la Loire-Inférieure

De deux douleurs simultanées, mais non dans
le même lieu, la plus forte obscurcit l'autre.
(*Œuvres compl. d'Hippocrate.* Trad. Littré,
t. IV, p. 483).

PARIS

ALPHONSE- DERENNE

52, boulevard Saint-Michel, 52.

1881

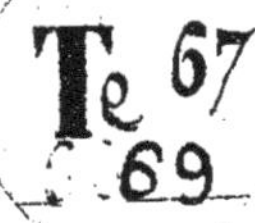

DE LA

RÉVULSION A LA NUQUE

DANS LES

AFFECTIONS CHRONIQUES DU CERVEAU ET DE SES ENVELOPPES

PAR

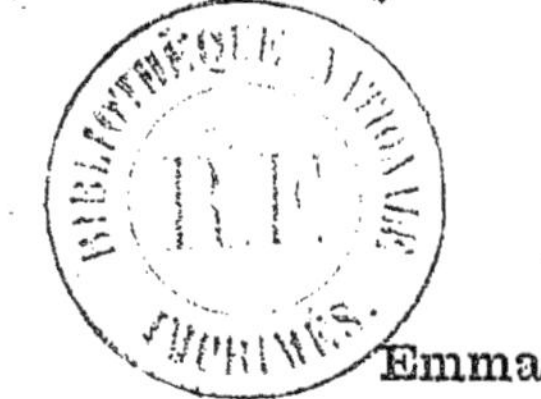

Emmanuel BLÉ

DOCTEUR EN MÉDECINE DE LA FACULTÉ DE PARIS

Ancien interne des hôpitaux de Nantes
Ancien interne de l'asile Saint-Jacques (Nantes)
Lauréat de l'École de Médecine de Nantes (1874-75 et 1875-76)
Ancien interne provisoire des hôpitaux de Paris
Membre de la Société anatomo-pathologique de la Loire-Inférieure

De deux douleurs simultanées, mais non dans
le même lieu, la plus forte obscurcit l'autre.
(Œuvres compl. d'Hippocrate. Trad. Littré,
t. IV, p. 483).

PARIS

ALPHONSE DERENNE

52, boulevard Saint-Michel, 52.

1881

A MON PÈRE ET A MA MÈRE

A MA SOEUR

A MON ONCLE, M. CHÉNUAU

Juge au tribunal civil d'Angers
Chevalier de la Légion d'honneur

A MA FAMILLE

A MES AMIS

A LA MÉMOIRE DE MON BON CAMARADE JARRY

A MON PRÉSIDENT DE THÈSE

M. LE PROFESSEUR BALL

A M. LE DOCTEUR RÉGIS

Chef de clinique des maladies mentales

A MES MAITRES DANS LES HÔPITAUX DE PARIS

MM. BLACHEZ, Benjamin ANGER, RIGAL, HOMOLLE RAYMOND, PEYROT

A M. JOUSSET (DE BELLESME)

Professeur de physiologie à l'École de médecine de Nantes

A MES PREMIERS MAITRES DANS LES HÔPITAUX DE NANTES

MM. HEURTAUX, JOÜON, CHENANTAIS, TRASTOUR PETIT, Albert MALHERBE, CHARTIER, LAPEYRE

A M. LAENNEC

Directeur de l'École de Médecine de Nantes

DE LA RÉVULSION A LA NUQUE

DANS LES

Affections chroniques du cerveau et de ses enveloppes

INTRODUCTION

> De deux douleurs simultanées, mais non dans le même lieu, la plus forte obscurcit l'autre.
>
> (*Œuvres compl. d'Hippocrate.* Trad. Littré, t. IV, p. 483).

Quand on parcourt les salles d'un hôpital, et surtout les infirmeries d'un hospice de vieillards ou d'un asile d'aliénés, c'est un spectacle bien attristant que de voir, condamnés à gémir sur leur lit de douleur, les nombreux malades atteints d'affections chroniques de l'encéphale. Après avoir épuisé toutes les ressources de l'art, ces maladies, par leur longue durée, leur terminaison presque fatale, éloignent chaque matin le médecin, ayant perdu l'espoir, non-seulement de les guérir, mais encore de les améliorer.

Ici c'est un ramollissement cérébral ; plus loin une hémorrhagie avec hémiplégie persistante ; là une tumeur du cerveau ; ailleurs un malheureux qui est tourmenté, depuis des mois ou des années, par une céphalalgie violente, des vertiges, des étourdissements ; ou bien enfin un paralytique général entrant dans la période de démence.

La liste est longue de ces pauvres malades et leur situation toujours lamentable.

Si faible qu'il soit, s'il est un moyen d'atténuer ces souffrances, ne devons-nous pas l'accepter avec empressement ?

Or, il existe une vieille pratique tombée en désuétude, peut-être parce qu'on en a trop abusé, mais dont le rejet n'est point un progrès pas plus que l'abandon absolu de la saignée, comme l'a dit un de nos maîtres vénérés, M. le professeur Trastour, de Nantes : nous voulons parler de la révulsion à la nuque.

Quand l'humorisme tyrannisait la thérapeutique, le séton était en grand honneur. « Les sucs viciés de l'économie s'écoulaient par cette fontaine artificielle. » On guérissait de la sorte tous les maux ; d'où l'abus comme dans tout système, en thérapeutique, qui veut considérer la maladie plutôt que le malade. On commande à la nature, on torture les faits pour en extraire le mensonge, suivant l'énergique expression de Royer-Collard. Et d'ailleurs, l'on n'a jamais plus de choses à dire que lorsqu'on part d'un principe plus faux (Bâcon).

Mais ce n'est pas une raison, parce qu'un système est ridicule et abandonné, pour oublier les faits et les conquêtes que l'observation ancienne nous a légués.

Depuis que le flambeau de la physiologie guide les pas de la thérapeutique, certains auteurs se sont écriés : la thérapeutique deviendra rationnelle, scientifique et expérimentale, ou elle ne sera pas. Au lieu de cette formule, nous aimons mieux dire avec M. Ferrand (1) : la thérapeutique doit être à la fois, scientifique, traditionnelle et pratique, ou elle ne sera pas. *Novi veteribus non apponendi.*

La révulsion à la nuque, dans les maladies chroniques de l'encéphale, doit donc être réhabilitée.

Nous nous appuierons, pour prouver cette proposition, sur les nombreux faits de révulsion naturelle observés dans ces derniers temps et notamment ceux de Baillarger, de Doutrebente, de Lumer, de Delasiauve qui ont rapporté un grand nombre de cas de rémissions survenues au début de la paralysie générale, lorsqu'un abcès, un phlegmon, un érysipèle, des eschares, un traumatisme, viennent constituer une complication qui mérite vraiment le nom de *providentielle.* Nous citerons également les faits de M. Duguet montrant l'influence des brûlures profondes sur la marche de l'épilepsie.

Mais nous espérons prouver l'efficacité de cette méthode, surtout en publiant un grand nombre d'observations recueillies çà et là dans les services de nos maîtres et principalement dans ceux de MM. Peter, Ball, Raynaud, Rigal ; car tous n'ont pas encore abandonné le séton.

Cette efficacité consiste dans la disparition de certains symptômes propres aux maladies cérébrales chroniques telles que la céphalée, les vertiges, les étourdissements, la perte de mémoire, etc. ; et même dans la rémission ou la guérison complète de quelques affections, comme la paralysie générale au début. Dans une de ses brillantes leçons

1. A. Ferrand. *Thérapeutique médicale.* Paris, 1875.

sur le traitement de la folie, M. le professeur Ball insistait sur ce point qu'il est d'autant plus facile de guérir les affections vésaniques qu'on les soigne à une période plus rapprochée de leur début. Nous rapporterons plusieurs observations qui viennent confirmer cette remarque.

Enfin nous mentionnerons aussi quelques observations puisées çà et là dans les ouvrages des anciens maîtres, persuadé, comme nous venons de le dire, que si les théories sont fausses, les faits n'en restent pas moins et sont d'une haute importance pour juger la valeur d'une méthode basée principalement sur l'expérience clinique.

Nous n'avons pas fait entrer dans le cadre de notre question la révulsion à la nuque dans les maladies des yeux et des oreilles. Outre que l'efficacité du séton est moins contestée dans ces cas, nous n'aurions pu rassembler assez de faits, et il faut avoir la compétence des spécialistes pour mener à bonne fin une pareille étude.

Que nos maîtres et nos amis, MM. Rigal, Régis, Boyer, Ruel, et nos anciens collègues d'internat, MM. Meiklen, Variot, Thibierge, veuillent bien accepter tous nos remerciements pour les observations et les excellents conseils qu'ils nous ont donnés.

Qu'il nous soit permis d'offrir un dernier témoignage de reconnaissance à la mémoire du maître si regretté par la science, ses élèves et ses amis, le docteur M. Raynaud, qui, tout récemment encore, nous encourageait à bien étudier ce chapitre tiré de la révulsion en général, si magistralement exposée par lui dans sa thèse de concours.

CHAPITRE PREMIER

En 1856, au début de la discussion célèbre qui passionna l'Académie de médecine, pendant plus de trois mois, Malgaigne, qui déploya à la tribune toutes les richesses de son éloquence, de sa verve railleuse et de son immense érudition, terminait son premier discours par ces mots : il y a deux grands moyens de juger cette question de la révulsion, l'expérience des siècles et le résultat de notre propre observation.

Il est donc utile de tracer ici un historique assez complet de la révulsion à la nuque, avant de raconter et de discuter les observations que nous rapportons.

On peut établir trois époques dans cette histoire. La première se confond avec l'origine de la révulsion en général. La seconde engendre l'abus ; c'est la période d'engouement. Le xviie et le xviiie siècle sont surtout les siècles de la révulsion. Cette seconde époque nous conduit à une réaction et l'on peut appeler la nôtre la période de décadence.

PREMIÈRE ÉPOQUE. — *Naissance de la révulsion
à la nuque.*

Hippocrate reconnaît le fait, point de départ de la révulsion, et il l'énonce admirablement dans son aphorisme *duobus laboribus*, etc... Dans un autre passage on trouve : « faire révulsion si le mouvement des humeurs ne s'opère pas du côté qu'il faut »(1). Celse, le Cicéron des médecins, n'est pas très partisan de la révulsion, mais Galien la glorifie. C'est lui qui formule la doctrine de la révulsion et donne la théorie du fait observé par Hippocrate.

Galien parle en termes très nets de la révulsion à la nuque : « La révulsion produite par les ventouses à la nuque est utile dans les pesanteurs et les douleurs de tête ; mais avant il faut désemplir le corps (2). »

D'après Sévérin, Rhazès parle du séton à la nuque.

Selon Bouvier, c'est Lanfranc qui fait le premier mention du séton à la nuque : « on ne touche que la peau avec le cautère rond, dans la fossette supérieure du cou, sous l'occiput, et l'on pose aussi dans cet endroit le séton et cela est très bon pour les maladies des yeux et de la tête déjà nommées (3). »

Alors on lut le mot *seto* à côté de *sectio* qui désignait autrefois le séton appliqué ailleurs.

Malgaigne prétend, au contraire, que c'est Guy de Chauliac qui a le premier parlé du séton à la nuque.

Leurs successeurs immédiats s'attachent surtout à perfectionner ce procédé.

Hollerius, au xive siècle, se servit, l'un des premiers, d'une aiguille non rougie au feu. Au xve siècle, Galenaria, en décrivant son procédé, dit qu'il mettait une ficelle aux

1. Hippocrate. *Épid.* livre VI, art. 11, 14, Trad. Littré.
2. Galien. *De venæ sect.*
3. Lanfranc, chap. XVIII de la doctrine et chap. III du traité III de la chirurgie (Lanfranci Cyrurgia).

pauvres et un anneau d'or aux riches. Pierre d'Argelala préfère le vésicatoire à la nuque et Dionis le cautère.

DEUXIÈME ÉPOQUE. — *La période d'engouement.*

Avec la Renaissance, nous trouvons à glaner bien plus de faits. L'usage du séton se répand et les plus grands maîtres de l'art exaltent ses bienfaits.

Amb. Paré employait le séton à la nuque contre l'épilepsie et les ophtalmies chroniques rebelles, afin, disait-il, de faire évacuation et dérivation de la matière. Il conseille de faire une ouverture en long « au travers de laquelle, dit-il, tu passeras soudain une aiguille à séton enfilée de fil de côton, lequel sera imbu et trempé dans *albumen ovi et oleum rosat.* »

Fabrice d'Acquapadente est un fervent partisan de séton à la nuque. Voici un extrait : « *ad caput universum a supervacuis purgandum excrementis perpetuo ego setaceum probo, tanquam experientia et usu efficacissimum exploratum remedium, et minime dolorem inferens factuque expeditissimum.* »

Et il ajoute que deux fois il lui a sauvé la vie.

Ailleurs il vante la cautérisation à la nuque chez les nouveau-nés et chez les enfants déjà grands, pour épilepsie, apoplexie, vertige, coma ; « et cette opération se fait le plus souvent avec une évidente et très prompte utilité. Elle est si ordinaire à Florence qu'il n'y a point ou fort peu d'enfants qui n'y soient soumis. »

Jean Fernel, grand admirateur de Galien pourtant, combat la révulsion à la nuque.

Fabrice de Hilden, reconnaissant de ce qu'il a sauvé sa fille, exalte le séton, et, dans son enthousiasme, proclame qu'il guérit toutes les maladies et raconte des histoires merveilleuses.

Mauchart, qui vivait au temps de Garengeot, partage cet énivrement, l'appelle une ancre de salut, *sacra anchora, sacrum præsidium*. Il est vrai que Malgaigne attache peu d'importance à l'opinion de Mauchart, qu'il place dans les *bas-fonds* de l'érudition et de l'histoire médicale.

Dans les siècles suivants, xviie et xviiie siècles, le séton est toujours en grand honneur. C'est d'ailleurs le siècle des métastases et par suite de la révulsion. Sydenham, Stahl, Boerhaave, Hoffman, Cullen sont les grands noms de cette époque. Dans l'apoplexie séreuse, disait Boerhaave, il faut tâcher de détourner de la tête l'humeur glutineuse qui fait pression en déterminant une dérivation sur des parties opposées, par les rubéfiants, les vésicatoires, les caustiques, les cautères et les sétons.

A ce moment les fonticules, les cautères non-seulement guérissaient mais prévenaient les maladies. Lesage, dans Gil-Blas, se moque ainsi des exutoires et témoigne du goût qu'on avait pour ce genre de médication, dans cette phrase : « Ce qui peut-être contribuait encore plus que toutes ces choses à lui rendre le teint si frais, c'était, à ce que m'a dit Inésille, une fontaine qu'elle avait à chaque jambe. »

Citons encore Ruysch qui a rapporté plusieurs observations assez longues de sétons employés pour guérir des céphalalgies rebelles.

Dans cette période on trouve des faits très probants ; aussi est-ce là qu'il faut aller chercher quand on veut établir « les titres de noblesse du séton », comme disait Bouvier.

A la fin du xviiie siècle, l'école de Montpellier avec Barthez et Bordeu, préconise aussi la révulsion. La révulsion a pour but de contribuer à l'équilibre des forces vitales. Barthez ne s'écrie-t-il pas : la grande et maîtresse vue dans la science de l'homme, est de le considérer comme un être essentiellement animé par des forces vitales, dont l'action est soumise à des lois primordiales de sympathie ou de synergie (1). Et il trace dans son livre du traitement des fluxions, les lois qui doivent présider à la révulsion. A cette époque, Lallemand disait que l'aphorisme d'Hippocrate *duobus laboribus* etc. renfermait les trois quarts de la médecine (2).

Au commencement du xixe siècle, paraît un ouvrage important dû à Wauters (3), sur le choix des exutoires. La révulsion à la nuque y est assez étudiée. Wauters rapporte des faits anciens, en ajoute de nouveaux, indique les différents moyens d'établir les exutoires et cherche à poser les indications de chacun.

TROISIÈME ÉPOQUE. — La décadence

Avec Broussais et le solidisme, les exutoires cèdent le

1. Barthez. *Nouveaux éléments de la science de l'homme*, vol II, page 12.

2. J. P. M. Flourens. *Essai sur quelques points de la doctrine de la révulsion et de la dérivation. Thèse de Montpellier*, 1813.

3. Wauters. *Traité du choix des exutoires*, trad. de Curlet, 25 brumaire, an XII.

pas aux antiphlogistiques, à la saignée. Un système nouveau bouleverse toute l'ancienne thérapeutique. A dater de cette époque, la révulsion sera oubliée peu à peu ou bien se bornera aux procédés qui ont pour but de soustraire le sang. Ainsi Calmeil préconise, dans chaque chapitre de son beau livre, les ventouses scarifiées à la nuque dans la périeucéphalite chronique.

Bayle, Esquirol et la plupart des aliénistes emploient quelquefois la révulsion. Le silence se faisait peu à peu, cependant, autour de cette question qui avait tant passionné la science à la fin du xviiiᵉ siècle, au sein de l'école de médecine de Montpellier. De temps à autre, on trouve quelques faits, quelques observations avec réflexions critiques rapportées par ceux qui n'ont pas complètement abandonné la méthode. Ainsi Marotte publie un article intitulé : un mot sur les exutoires (1), et un autre sur l'utilité des exutoires à action énergique et prolongée dans le traitement des maladies. Mais la grande majorité des médecins laissait le séton dans l'oubli. Tout à coup, la question est agitée de nouveau, le dogme de la révulsion est attaqué et paraît ébranlé par les coups que lui porte Malgaigne. C'est Bouvier qui provoqua le point de départ de ce mémorable débat, en venant faire une communication à l'Académie de médecine (*sur une manière commode et simple d'appliquer et d'entretenir le séton à la nuque*) (2). La tribune fut tour à tour occupée par Bouvier, Malgaigne,

---

1. Marotte, *Un mot sur les exutoires (Bull. de thér.* T. XLIX). *De l'utilité des exutoires à action énergique et prolongée dans le traitement des maladies* (ibid, T. L).

2. *Bull. de l'Acad. de méd.* T. XXI.

Velpeau, Larrey. Bientôt tous les maîtres de la science descendirent dans la lice pour prendre part au combat : Bouillaud, Piorry, Parchappe, Gerdy, Bouley, Leblanc, Bousquet.

Mais après tant d'éloquence, tant d'érudition, le débat ne fut pas complètement éclairci. *Medici certant et adhuc sub judice lis est.* C'est alors que l'Académie mit au concours la question suivante : du degré d'utilité des exutoires permanents dans le traitement des maladies chroniques.

Le prix fut décerné, en 1857, au mémoire de Zurkowski. Ce médecin consacre la plus grande partie de son travail à l'étude de la révulsion à la nuque dans les maladies des yeux et des oreilles. Il n'étudie pas la plupart des maladies chroniques du cerveau, maladies vésaniques ou non vésaniques, dans lesquelles la révulsion à la nuque peut rendre service.

Depuis vingt ans, nous devons citer en première ligne, parmi ceux qui ont préconisé la révulsion dans les affections chroniques du cerveau, M. Baillarger. M. Baillarger a montré tout le parti qu'on peut en tirer pour aider à la rémission de la paralysie générale du moment où elle serait marquée, suivant lui, par la manie (folie congestive).

Tout récemment Thierry est venu appuyer cette opinion.

Mentionnons aussi la méthode révulsive de Jacobi qui aurait guéri plusieurs cas de manie ou de lypémanie au moyen de frictions stibiées sur le cuir chevelu.

Enfin les traités récents d'aliénation mentale ne contestent pas l'utilité du séton. Marcé, M. Dagonet, M. Voisin dans son *Traité de la paralysie générale*, en posent quelques indications.

On peut donc dire que les médecins aliénistes n'ont pas abandonné le séton.

Nos maîtres en clinique médicale : M. le professeur Ball, M. le professeur Peter, MM. Rigal, Bucquoy, Hérard, le regretté M. Raynaud, M. Grasset dans son récent *Traité des maladies du système nerveux*, s'élèvent aussi contre l'abandon du séton.

Et c'est en voyant leur pratique que nous nous sommes décidé à rapporter les nombreuses améliorations et même les guérisons obtenues par l'emploi de cette vieille méthode qui ne doit pas rester ensevelie dans l'oubli.

CHAPITRE II

INDICATIONS DE LA RÉVULSION A LA NUQUE DANS LES
AFFECTIONS CHRONIQUES DE L'ENCÉPHALE.

§ 1. — *Maladies chroniques du cerveau.*

1º Congestion cérébrale.

On a songé, depuis longtemps, à combattre les différents symptômes de la congestion cérébrale, par les révulsifs. Dans les cas aigus, la saignée ou les sangsues sont souvent indiquées.

L'école de Montpellier explique les bienfaits de cette révulsion, en disant que le mouvement fluxionnaire, premier élément de la congestion cérébrale, est ainsi détourné.

En effet, dit M. Grasset, « la fluxion est le mouvement anormal en vertu duquel l'équilibre général des liquides est rompu ; la congestion est la conséquence de cette fluxion (1). »

Mais il peut arriver qu'un malade se plaigne de céphalalgie, de lourdeur de tête, de vertiges, de bourdonnements d'oreille, pendant des mois et des années.

L'application des sangsues, l'usage répété des purgatifs n'ont pas produit une amélioration durable. Que ces symptômes soient dus à une congestion cérébrale, ou peut-être

1. Grasset, art. Fluxion. *In dict, enc. des sc. méd.*

souvent, comme l'a montré Trousseau (1), à une affection de l'estomac ou de l'oreille interne, le séton les a fait disparaître complètement dans plusieurs cas que nous allons rapporter. Voici une première observation communiquée par Massard de la Roche-sur-Yon et consignée dans le mémoire de Zurkowski (2).

Observation I

Madame Parageau, âgée de 66 ans, est affectée depuis plusieurs années de bourdonnements, de sensations, de bruits divers dans la tête, qui ne peut quitter l'oreiller un instant ; au plus léger mouvement de rotation de la tête, la malade est saisie de vertige, de tremblement général et pousse des cris aigus. Il lui est impossible de se tenir debout. Le vertige la renverse. Pour prendre ses aliments, elle est forcée de se placer lentement sur son séant, les yeux fermés ; si, par l'occlusion des paupières, elle ne voit pas les objets tourner, elle sent, dit-elle, néanmoins que la tête tourne. Voilà un an que cet état dure.

Les antiphlogistiques et les antispasmodiques ont été épuisés en vain. Un séton est appliqué à la nuque ; deux mois après, plus de vertige, ni de bruits dans la tête. Au bout de quatre mois, elle supprime le séton ; huit jours après, retour des vertiges et des bourdonnements, mais à un faible degré. On replace le séton qui, cette fois, est conservé pendant neuf mois. La guérison se maintient depuis complète et définitive.

Voici d'autres cas qui nous ont été communiqués par le docteur Dufay.

1. Trousseau. *Clin. méd.*
2. Zurkowski. *Bulletin de l'Acad. de méd.* 1857.

Observation II

Durand, 64 ans, cultivateur, souffrait depuis deux ans d'une céphalalgie très intense au point que cet homme préférait la mort à des souffrances si cruelles. En même temps apparaissaient fréquemment des étourdissements, des vertiges qui le rendaient incapable de travailler.

Application d'un séton à la nuque. Au bout de trois mois d'une suppuration abondante, la céphalalgie, les vertiges et les étourdissements ont disparu complètement.

Observation III

Mme Blaret, 45 ans, constitution sanguine, était sujette à de fréquents accès de congestion cérébrale. A cette congestion succéda une attaque d'apoplexie avec hémiplégie, sans contracture. De l'émétique avait amélioré son état dans les premiers jours. Mais pendant que la maladie prenait une allure chronique, avec persistance de la paralysie, un séton appliqué à la nuque produisit au bout de quelques jours une amélioration considérable ; bientôt même disparaissaient toutes traces de paralysie. De plus cette dame est restée plusieurs années sans être gênée par les symptômes de la congestion cérébrale qui la tourmentaient autrefois, et cela grâce probablement au séton qu'elle entretint fort longtemps.

Observation IV

Madame Depierre, 60 ans, rentière, était tourmentée depuis longtemps par des douleurs de tête qui coïncidaient avec une diminution notable de l'acuité visuelle. Après l'application d'un séton, cet état s'améliora sensiblement. Au bout de quelques mois, les douleurs de tête avaient disparu et les yeux étaient revenus à leur état normal.

Détail caractéristique : cette dame se trouve si bien de ce traitement qu'elle persiste à le garder pendant deux ans, craignant toujours le retour de ses maux de tête.

OBSERVATION V

Peltier, 52 ans, maçon. Douleurs de tête assez violentes pour l'empêcher de continuer son métier, douleurs accompagnées d'étourdissements, de vertiges. Un séton à la nuque le débarrassa au bout de plusieurs mois, et il put reprendre son travail habituel.

OBSERVATION VI

Communiquée par M. le docteur Cluzeau (de Gisors).

Madame Rev..., 45 ans (bien réglée), souffrait d'une céphalalgie intense, d'étourdissements, depuis plusieurs années.

Le traitement par le sulfate de quinine, les pilules de Méglin, le bromure, était resté absolument sans résultat.

On applique un séton à la nuque ; au bout d'un mois, l'état de la malade était bien plus satisfaisant. Mais, ne pouvant supporter le séton, elle laisse se tarir la suppuration et la céphalalgie et les étourdissements reparaissent.

OBSERVATION VII

Mme Garnier, 60 ans, souffrait de maux de tête depuis de longues années. Avec cela la mémoire disparaissait peu à peu.

Un séton à la nuque, gardé pendant plusieurs mois avait fait disparaître les accidents signalés.

Grâce au séton, cette femme eut environ six ans de repos.

Les accidents ne reparurent que bien des années plus tard.

En résumé dans les observations placées dans ce paragraphe, le séton a lutté avantageusement contre la céphalalgie, la lourdeur de tête, les vertiges, l'affaiblissement de la mémoire, les étourdissements, la diminution de l'acuité visuelle, etc.

2° Hémorrhagie cérébrale.

Comme pour la congestion cérébrale, le but des révulsifs à la nuque est de lutter contre l'élément fluxionnaire, de prévenir ainsi les nouvelles congestions et d'empêcher par conséquent les accidents de se reproduire.

Nous avons recueilli dans le service de M. Rigal, à l'hôpital Saint-Antoine, une observation prouvant cette efficacité chez un malade atteint d'hémorrhagie cérébrale depuis plusieurs mois et qui présenta des symptômes évidents de congestion.

Le séton fit disparaître la céphalalgie, les bourdonnements d'oreille, le subdélirium et l'agitation du malade. Bien plus il nous a semblé que le malade se servait mieux de ses jambes, et le dynamomètre a montré que son membre supérieur avait gagné quelque force dans le cours du traitement par la révulsion.

Dans un autre cas qui nous a été communiqué par le docteur Cluzeau, l'affaiblissement musculaire et la perte de la mémoire ont été fort améliorés, après l'application d'un séton à la nuque.

Voici d'ailleurs ces deux observations.

Observation VI

Hémorrhagie cérébrale avec phénomènes congestifs (Personnelle).

Rousseau Adolphe, âgé de 47 ans, entre le 12 mai 1880, à l'hôpital Saint-Antoine, dans le service de M. Rigal.

La recherche des antécédents n'apprend rien du côté de l'hérédité, mais fait connaître qu'il a eu des accidents d'alcoolisme chronique, pituites, cauchemars, etc.

Depuis fort longtemps, il se plaignait de ressentir une grande douleur de tête, d'avoir des vertiges et des bourdonnements d'oreilles.

Il y a un mois, survint une attaque d'apoplexie très incomplète ; ce fut une sorte d'absence, sans perte de connaissance, après laquelle il s'est aperçu, en voulant marcher, que sa jambe gauche l'abandonnait. Dès lors, il fut obligé de garder la chambre, pendant deux semaines, et même depuis ce temps, ne put marcher que très difficilement en s'aidant de béquilles. Son bras gauche ne peut plus lui servir.

Au moment de son entrée, nous constatons en effet au dynamomètre une différence considérable entre la puissance du bras droit, et celle du bras gauche. La même différence existe entre la jambe droite et la jambe gauche.

L'état de la sensibilité diffère aussi des deux côtés. Il y a un léger retard de la sensibilité à la douleur, au membre supérieur gauche. La différence est moindre pour le membre inférieur, mais il est évident qu'il y a hémianesthésie incomplète.

Les autres fonctions présentent aussi quelques phénomènes à noter.

La pointe du cœur bat dans le sixième espace intercostal. Le choc de l'organe contre la paroi thoracique est très intense. Les artères et surtout la radiale sont manifestement athéromateuses. Enfin les fonctions digestives sont paresseuses. La langue est blanche, l'appétit fait défaut. La constipation est habituelle. Le malade est soumis au traitement par l'électricité et l'iodure de potassium.

21. — La faradisation produit peu de résultat. Le dynamomètre accuse un progrès insignifiant. Le mois de juin se passe ainsi sans changement notable dans l'état du malade.

Le 8 juillet. — Symptômes d'une poussée congestive.

La face est rouge, les artères du cou et les temporales battent fortement, les pupilles sont rétrécies, les yeux injectés. Le malade se plaint d'avoir envie de vomir et de ressentir un violent mal de tête.

Il raconte qu'il a très peu dormi et que son sommeil est troublé par des cauchemars. Il a été en effet très agité pendant la nuit, s'est levé plusieurs fois de son lit et a empêché ses voisins de dormir, cherchant à sortir et à quitter l'hôpital. Douze sangsues appliquées au niveau des apophyses mastoïdes et plusieurs purgations n'amènent aucun changement dans l'état du malade. Devant ces résultats négatifs, le 18, on applique un séton à la nuque.

Trois jours après, amélioration considérable. Disparition de la céphalalgie.

Le lendemain le malade a mieux dormi.

Les jours suivants, il descend au jardin et trouve qu'il marche moins péniblement.

Le mieux persiste jusqu'à la fin du mois.

Alors il se plaint de ressentir une grande douleur dans le côté gauche et est tourmenté par une violente dyspnée.

Il présente tous les signes fonctionnels et physiques d'une péricardite avec épanchement abondant.

Il meurt cinq jours après, le 8 août.

A l'autopsie, on trouve un épanchement abondant d'un liquide séro-sanguinolent avec fausses membranes.

Les lésions du cerveau sont aussi très marquées. Athérome des artères de la base. Méninges congestionnées. Foyer hémorrhagique gros comme une noisette dans l'hémisphère droit, entre le noyau intra-ventriculaire et la couche optique, près de la capsule interne et entamant la moitié postérieure du noyau strié intra-ventriculaire; le foyer paraissait en voie de cicatrisation avec une paroi conjonctive osseuse; le contenu est une matière grise sans doute en voie de dégénérescence granulo-graisseuse.

La complication de la péricardite intercurrente qui a emporté le malade nous a empêché de voir si l'amélioration aurait longtemps persisté.

Observation VII

Sédille, âgé de 70 ans, tempérament sanguin, faisant des excès alcooliques. Symptômes d'une hémorrhagie cérébrale : embarras musculaire de la langue, affaiblissement du côté droit et même légère hémiplégie brachiale qui dura huit jours. Mais cet homme conserva l'affaiblissement musculaire du côté droit et ne retrouva pas la mémoire. Les purgatifs drastiques, l'iodure de potassium furent en vain employés pour améliorer son état.

Au bout d'un mois, application d'un séton à la nuque et amélioration très sensible ; après quelques semaines plus tard, le malade se trouvant beaucoup mieux, reprit ses anciennes habitudes alcooliques, et ce n'est qu'après deux ans que survint la mort causée par une broncho-pneumonie.

Ainsi, dans les cas d'hémorrhagie cérébrale, la révulsion s'adresse surtout aux symptômes de congestion cérébrale qui peuvent faire craindre le retour d'une attaque d'apoplexie. De plus elle peut contribuer à dissiper les troubles qu'a laissés une première attaque dans la sphère motrice, sensible ou intellectuelle.

3° Ramollissement cérébral.

Roslan, qui a si bien décrit cette affection au point de vue clinique, conseillait déjà les révulsifs et les toniques, dans le traitement du ramollissement cérébral. Les auteurs du Compendium partagent cet avis. Mais quelles sont les indications? Remarquons que la nature de la maladie étant ischémique, il faut surtout réserver la médication révulsive pour les poussées congestives qui viennent fréquemment tourmenter le malade, pendant l'évolution torpide de la maladie. Donc c'est surtout contre la céphalalgie, la douleur, l'agitation nocturne que nous avons à lutter. Mais il est aussi d'autres symptômes du ramollissement que l'application des révulsifs à la nuque a semblé atténuer, diminuer ou guérir complètement.

L'aphasie, quand elle persiste longtemps, la perte de la mémoire, la faiblesse des membres peuvent quelquefois disparaître et, si la guérison n'est pas complète, du moins il peut se faire une longue période de rémission, avant de voir les mêmes accidents. C'est ce que disait M. Marotte, il y a déjà bien des années (1).

« Je dois, à cette méthode appliquée au ramollissement chronique du cerveau, un certain nombre de guérisons durables. Et lorsque la mort a eu lieu, la marche a paru être enrayée. »

Voici une observation très concluante, dans laquelle on ne peut nier l'action exercée par le séton.

---

1. Marotte. Un mot sur les exutoires, *In bulletin de thérapeutique*, page 433, tome 49.

Observation VII (*bis*).

Observation de ramollissement cérébral à marche chronique; rémission des symptômes à la suite de l'application d'un séton à la nuque (personnelle).

B... L. âgé de 55 ans, maçon, est entré à l'hôpital Saint-Antoine, dans le service de M. Rigal, au commencement de janvier 1880.

Nous n'avons pu recueillir aucun renseignement sur ses parents, malgré les recherches les plus minutieuses ; mais il offre des signes évidents d'alcoolisme chronique : pituites le matin, cauchemars la nuit, tremblement des doigts. Les artères sont très athéromateuses.

Il ne peut d'ailleurs raconter depuis quand il est tombé malade et quels symptômes il a ressentis.

A son entrée, il se plaint de souffrir beaucoup d'une violente céphalalgie et porte sans cesse la main à son front. Il a souvent des vertiges, des éblouissements et cherche un appui de crainte de tomber. Cependant il veut sans cesse se lever, marcher dans la salle et ne reconnaît plus son lit quand il revient se coucher.

Sa mémoire est très diminuée; il est impossible de causer avec lui.

On lui donne plusieurs purgatifs et du vin de quinquina.

Au mois de mars ces troubles moteurs sont bien plus prononcés. Les jambes sont traînées, la parole embarrassée. La nuit il délire un peu. Il vomit fréquemment. La céphalalgie persiste.

Application d'un séton à la nuque. La suppuration est très abondante pendant trois semaines.

Au bout de quinze jours le malade va mieux, se lève, marche, descend au jardin, cause un peu et se fait comprendre. La force reparaît dans ses membres. Il reste ainsi pendant plusieurs mois dans un état excellent. Nous n'avons pas eu de renseignements sur lui depuis que nous avons quitté l'hôpital.

En résumé :

Pendant la maladie.	*Pendant la rémission.*
Céphalalgie.	Disparition complète.
Amnésie.	Très atténuée.
Vomissements.	Absence.
Délire.	Absence.
Impossibilité de marcher.	Se promène facilement.
Perte de la mémoire.	Retrouve un peu sa mémoire.

OBSERVATION VII (*ter*).

Hémiplégie droite avec contracture. Aphasie. Révulsion à la nuque (Application de pointes de feu au moyen du thermo-cautère Paquelin).
Observation recueillie par M. Gauché, interne du service.

La nommée S. Éléonore, née à Paris, âgée de 62 ans, ménagère, entre le 4 juin 1878 à l'Hôpital Temporaire, service de M. Ball, salle Saint-Louis n° 9.

Antécédents. — 1° Héréditaires : père et mère morts de maladie inconnue ; 2° Personnels, n'aurait jamais fait de grande maladie.

Réglée à 12 ans (?). Aurait cessé de l'être vers 48 ans.

Cette malade serait entrée pour une attaque d'apoplexie suivie d'hémiplégie droite.

18 *janvier* 1879. — Ce qui domine dans l'état de S..., c'est l'hémiplégie complète du membre supérieur, incomplète du membre inférieur avec complication d'aphasie. La sensibilité semble un peu émoussée au niveau de la face dorsale et plantaire du pied où la piqûre d'épingle n'est pas perçue et ne provoque pas de réflexe. Le chatouillement de la plante du pied n'est pas senti par la malade. La sensibilité quoique plus développée au niveau des segments supérieurs, jambe et cuisse, l'est moins que du côté opposé. Quand on dit à la malade d'atteindre la main placée à 50 centimètres au-dessus de la surface

du lit, elle y arrive avec le pied gauche ; mais le pied droit n'est soulevé qu'à la hauteur de 25 centimètres.

Le membre supérieur droit est paralysé dans ses mouvements en même temps que contracturé dans le sens de la flexion et de la pronation, tant au niveau du coude que du poignet. Les doigts sont recroquevillés et superposés. Il y a en même temps contracture du deltoïde. La piqûre d'épingle est sentie au niveau de l'éminence thénar, et de la face palmaire de l'avant-bras, beaucoup moins sur la moitié de la langue ou de la face qui ne paraît ni déviée ni déformée.

La malade semble avoir oublié le nom de la plupart des personnes et des choses et répond presque tout le temps « je ne sais pas. » C'est même son mot habituel. Cependant elle dit très bien son âge (62 ans), ses nom et prénoms, son lieu de naissance, et parvient à compter les nombres, en n'hésitant que sur les suivants : 9, 11, 16, 100 qui ne sont épelés que dans une reprise.

Si elle ne se rappelle ni l'année ni le mois, elle indique presque le jour (le lendemain 20 au lieu de la veille 19). Elle ne peut désigner par leur nom une fourchette ni une cuiller. Elle ne se rappelle pas le nom du Président de la République, mais le reconnaît quand on le lui dit.

Il n'existe pas de bruit de souffle cardiaque.

1ᵉʳ février. — Electrisation faradique des membres droits.

Thermo-cautérisation Paquelin (nuque et au-dessous, côté droit des premières vertèbres dorsales).

15 mars. — Amélioration remarquable. La malade trouve le nom des objets qui l'entourent.

1ᵉʳ avril. — L'amélioration continue.

Nous ignorons l'époque précise vers laquelle la malade a quitté l'hôpital.

4. Tumeurs cérébrales.

Il est évident que la céphalalgie, si fréquente chez les malades affectés de tumeurs cérébrales, est avantageusement combattue par les révulsifs, vésicatoires sur la tête, séton à la nuque.

Voici d'ailleurs ce que disent à ce sujet MM. Ball et Krishaber : « Quand la nature de la tumeur ne permet pas d'espérer la guérison, il ne faut pas cependant abandonner le malade à lui-même ; nous savons que les souffrances du malade peuvent être soulagées par un traitement rationnel. Les révulsifs et en particulier les sétons à la nuque, ont souvent eu de bons effets. Hasse prétend avoir soulagé deux de ses malades par l'emploi de ces moyens au point de faire disparaître la paralysie dont ils étaient affectés (1). »

Nous regrettons de n'avoir pu recueillir d'observations de nature à prouver l'efficacité du séton pour combattre certains symptômes des tumeurs cérébrales.

5° Hydrocéphalie.

Dans l'apoplexie séreuse, disait Boerhaave, il faut tâcher de détourner de la tête l'humeur glutineuse qui fait pression, en déterminant une dérivation sur des parties opposées par les rubifiants, les vésicatoires, les caustiques, les cautères et les sétons.

1. Ball et Krishaber, art. *Tum. cérébr.* du *Dict. enc. des sc. méd.*, p. 499.

Van Swieten vante aussi cette méthode.

Wauters (*in loco citato*) raconte quels heureux résultats il en a retirés en y joignant des purgatifs et une compression modérée. Dans l'espace de deux mois, les sutures sagittale et coronale, séparées de deux travers de doigt, étaient fermées. L'enfant vécut, mais resta imbécile. Il préfère, pour ces cas, les vésicatoires aux autres exutoires.

Baraillon (1) parle d'un jeune homme qui regorgeait d'humeurs séreuses, était sujet à un ptyalisme continuel. Toutes les fois que cette évacuation venait à s'interrompre, le jeune homme tombait dans des convulsions pendant lesquelles ses sens internes et externes étaient suspendus. Un séton à la nuque fut appliqué, son état fut beaucoup amélioré et les paroxysmes devinrent bien moins fréquents.

C'est surtout contre l'hydrocéphalie congénitale, dans les formes lentes, que s'imposent les révulsifs pour lutter contre les troubles des fonctions sensorielles et motrices. Aujourd'hui on leur préfère d'ailleurs les dérivatifs intestinaux, diurétiques et sudorifiques. Aussi nous passons rapidement sur cet article.

§ 2. — *Affections des méninges crâniennes.*

La révulsion à la nuque a plusieurs fois été employée avec succès pour lutter contre les accidents méningitiques. Elle paraît surtout indiquée quand ces accidents surviennent à la suite d'un coup, d'un traumatisme ayant intéressé la tête, comme dans le cas que nous allons rapporter tout à l'heure.

1. *Mém. de la Soc. royale de méd.*, 1784-85, p. 374.

Mais on peut aussi essayer de combattre de la même façon la céphalée de la pachyméningite, les vertiges, les bourdonnements d'oreilles, la faiblesse des mouvements, de même que la somnolence qui se produit dans une période plus avancée.

Ainsi les symptômes de la méningite chronique : la céphalée, les vertiges, les troubles des sens, la diminution de la mémoire, la faiblesse des mouvements volontaires pourraient diminuer ou disparaître sous l'influence de la révulsion à la nuque.

Nous ne parlons pas ici, ni de la méningite aiguë simple, ni de la méningite tuberculeuse, qui par son caractère subaigu ne rentre pas dans le cadre que nous nous sommes tracé.

Voici, à l'appui de ces affirmations, une observation qui nous a été communiquée par M. le Dr Merklen.

Observation VIII

Accidents méningitiques consécutifs à une plaie de tête. Guérison.

Gabriel B... cultivateur, âgé de 40 ans, entre le 11 mai 1881, dans le service de M. le professeur Peter, salle Monneret, n° 22, à l'hôpital de la Pitié. Cet homme, qui n'accuse aucun antécédent digne d'être noté est tombé sur la tête il y a deux mois et s'est fait une plaie dont on retrouve actuellement la cicatrice à droite et un peu au-dessus de la bosse occipitale. Depuis cette époque, il souffre d'une céphalée opiniâtre, plus marquée dans la région frontale et c'est l'exagération de ces douleurs de tête qui l'amène à l'hôpital.

On constate au premier examen que cet homme, tout en se plaignant de sa tête quand on l'interroge et répondant nettement aux questions qu'on lui pose, est dans un état de somnolence continuelle ; avec cela il a des baillements et des pandiculations. Son pouls est lent à 54, sa température normale, sa respiration irrégulière. Son ventre est rétracté en bateau.

Le diagnostic porté est celui d'accidents méningitiques probablement d'origine traumatique. Comme traitement on donne au malade, après une purgation à l'eau de sedlitz, deux grammes d'iodure de potassium par jour. Enfin après une application de ventouses scarifiées restée sans résultat on met au malade un séton à la nuque.

L'état reste le même les jours suivants. Le malade ne parle que pour se plaindre de sa tête ; sa langue est sèche ; il a quelques nausées et ne va à la selle que par des lavements. Le pouls reste lent.

Du 24 *mai* au 15 *juin*. — La situation du malade ne change pas. Il reste couché dans son lit, en chien de fusil, laissant aller ses urines et ne réclamant ni aliments ni boisson. Le ventre est tout à fait rétracté. La température reste absolument normale.

Le 15 *juin*. — Presque subitement à la suite de la nouvelle application d'une mèche à séton et de l'écoulement du pus qui s'était accumulé dans le trajet dont les orifices s'étaient momentanément oblitérés, le malade semble se réveiller, se lève et se promène dans la salle. Sa conversation est encore incohérente, mais l'amélioration est très notable et surtout remarquable par sa brusque apparition.

Le 17 *juin*. — Un petit abcès s'ouvre au niveau de l'ancienne cicatrice, abcès du reste superficiel et sans relation appréciable avec une lésion osseuse.

À partir de ce moment la guérison paraît définitive. Le malade se promène dans le jardin, mange et boit bien ; ses idées et sa conversation deviennent plus nettes et quinze jours après il demande son exeat, étant complètement rétabli.

En résumé :

Avant l'application du séton	*Au moment de la guérison*
Céphalée.	Disparition au moment où l'on renouvelle la mèche et où la suppuration devient plus abondante.
Somnolence continuelle.	Répond aux questions qu'on lui adresse, peut se lever et descendre au jardin.
Pouls, température et respiration irrégulières.	Se sont régularisés.
Fonctions digestives très paresseuses.	S'exécutent normalement.

§ 3. — *Affections vésaniques.*

1º Manie.

On peut employer la révulsion à la nuque en même temps que les autres dérivatifs, quand la maladie est chronique, que l'agitation devient uniforme, monotone, quand les idées délirantes ont peu d'activité.

C'est aussi ce que dit Marcé dans son *Traité des maladies mentales.* Les révulsifs sont utiles dans les délires qui tendent à s'immobiliser et s'accompagner d'inertie et de stupeur. De même, dans les affections périodiques, comme le sulfate de quinine, ils jettent une perturbation salutaire dans le retour des symptômes. Enfin on peut les employer toutes les fois que l'on redoute un état congestif de l'encéphale.

Griesenger (1) préconise surtout les exutoires dans les délires engendrés par un traumatisme.

1. Griesenger. *Traité des maladies mentales*, 1864. Trad. de Baillarger.

Nous pourrions résumer un grand nombre d'observations anciennes ; mais nous ne pouvons qu'en indiquer quelques-unes, pour ne pas dépasser les limites de ce travail.

Wauters raconte qu'il a guéri quatre insensés, par des sétons à la nuque et des cautères.

Gondret (1) rapporte aussi un cas de guérison de manie, due à l'application d'un cautère au niveau de la région cervicale.

Il raconte encore une observation de manie chronique. Un individu qui se croyait fou, n'osait rien entreprendre, ni voir personne, fut guéri par l'application d'un moxa au sinciput qu'on laissa suppurer pendant trois mois.

Valentin a rapporté le cas d'une manie aiguë survenue à la suite de vives frayeurs, qui fut guérie trois mois après l'application d'un fer rouge à l'occiput.

Nous avons fait plusieurs cautérisations à la nuque au moyen du thermo-cautère Paquelin, sur des malades de la clinique des maladies mentales (asile Sainte-Anne). Les résultats paraissent être très favorables ; mais il n'y a pas encore assez longtemps que ces malades sont en traitement pour analyser les observations et tirer des conclusions.

Observation VIII (bis)

Hallucinations auriculaires. Suicidomanie. Amélioration par le vésicatoire à la nuque (observation recueillie par M. Gauché, interne du service)

La nommée Claverie, âgée de 61 ans, entre le 17 juin 1876 à la Salpêtrière, dans le service de M. le Dr Voisin.

1. Gondret. *Consid. sur l'emploi du feu en médecine*, p. 22.

Cette malade avait été examinée le 13 juin par M. le Dr Luys qui délivre le certificat suivant : hallucinations de l'ouïe avec impulsions suicides. Il est urgent de la faire passer dans un service d'aliénées.

Le 17 juin. — M. le Dr Voisin constate les mêmes hallucinations de l'ouïe. La malade regrette de n'avoir pas réussi à se pendre.

Elle raconte qu'elle était entrée dans un service d'aliénés de la Salpêtrière comme malade. Le médecin était M. Pariret. Après avoir passé plusieurs années pour aliénée elle a été infirmière et employée dans plusieurs services. Elle y est restée trente-trois ans. Pendant tout ce temps elle a été travaillée par la magie. Elle souffrait dans tout le corps et surtout dans le bas-ventre, était comme assommée par la douleur. On lui disait, surtout la nuit, des choses inconvenantes à tel point qu'elle ne dormait pas. Pas d'hallucinations de la vue. On lui envoyait aussi quelquefois des odeurs desagréables. La voix qu'elle entendait, toujours la même, était celle d'un homme qu'elle ne connaît pas. En l'entendant, elle s'est souvent demandé si elle n'était pas folle. Dans ces derniers jours elle a cru que les deux infirmières lui disaient des sottises ; elle a vu des flammes qui ressemblaient au fluide électrique, elle en a eu très peur. Croyant entendre qu'on allait la chasser comme ivrognesse et voleuse elle a cherché à se pendre dans la salle. N'a qu'un regret, celui de n'avoir pas réussi.

Pupilles égales, contractiles. Ouïe diminuée. Vue égale des deux yeux. Pas d'amblyopie. Elle dit entendre un sifflement continuel dans l'oreille gauche depuis longtemps. La pointe de la langue est légèrement déviée à droite. Elle serre très fortement des deux mains. Pas de diminution de la sensibilité au pincement. Souffle léger au premier temps à la pointe, pouls fort et régulier. Dit avoir eu il y a longtemps un épanchement de sang spontané dans les membranes externes de l'œil. Assure n'avoir pas reçu de coup et n'avoir pas perdu connaissance à ce moment. Elle a le mémoire nette du jour où elle a cherché à se pendre, et croit avoir agi avec réflexion. Elle sait le jour où nous sommes. Ne voit aucune maladie dans son état. Est convaincue qu'elle est deshonorée. Dit entendre des voix qui lui parlent de magie. Vésicatoire à la nuque, le 20 juin.

Le 24. — Les hallucinations paraissent diminuer. La malade n'entend plus un sifflement continuel dans l'oreille gauche.

Pendant plusieurs semaines l'amélioration a persisté.

OBSERVATION VIII (*ter*).

Lésions du cristallin. — Hallucinations. — Vésicatoire à la nuque.

Observation recueillie par M. Gauché, interne du service.

La nommée Rouard, 85 ans, entre à la Salpêtrière, dans le service de M. le Dr Voisin, le 14 février 1876.

Le 2 janvier de la même année, cette femme examinée par M. le professeur Lasègue avait été déclarée atteinte de démence sénile, de troubles et hallucinations de la vue, d'excitation nocturne. Délire progressif de date indéterminée.

Le 8 février. — A Sainte-Anne, M. le Dr Bonchereau constate de la démence sénile, de l'affaiblissement des facultés intellectuelles et de la mémoire. Incohérence, turbulence, incapacité de se diriger, de pourvoir à ses besoins, cette femme est gâteuse et d'une grande faiblesse musculaire.

Le 15 février. — M. le Dr Voisin porte le diagnostic suivant : Affaiblissement sénile général et hallucination en rapport avec des lésions du cristallin.

Cette malade présente les caractères extérieurs d'une vieillesse avancée, marche cependant. Ne sait pas où elle est. Habite Bourg-la-Reine depuis quarante ans. Sait le jour de la semaine, dit avoir eu peur la nuit ; croyait tomber dans un précipice, a des visions, voit des animaux. Pas de souffle à la base dn cœur, bruits de la pointe sourds, pas de paralysie de la langue ni de la face, vue trouble, mouches. Parole facile, ouïe, meilleure à gauche qu'à droite.

17 *février.* — Hier soir et ce matin attaques épileptiformes avec convulsions, perte de connaissance, plaies contuses multiples sur la moitié gauche de la face, vésicatoire à la nuque (vingt-deux heures).

État d'incohérence, agitation, langue presque sèche, température rectale 38°,6, examen ophtalmoscopique. Il est impossible d'abord d'obtenir la dilatation de la pupille par l'atropine. Opacités du cristallin en grand nombre et particulièrement à droite. Pas de somnolence après l'introduction de l'atropine.

20 février. — Les attaques épileptiformes ne reparaissent plus depuis vingt-quatre heures.

25 février. — Les symptômes de la poussée congestive s'effacent de plus en plus.

2° Lypémanie.

Comme dans la manie, la révulsion est utile quand la mélancolie tend à s'immobiliser et à devenir chronique. Marcé préfère ici le vésicatoire « qui n'affaiblit pas les sujets par une suppuration abondante et qui agit surtout en attaquant la sensibilité. »

M. Dagonet, dans son *Traité des maladies mentales*, raconte qu'une mélancolique vit ses idées reprendre peu à peu leur entière lucidité, pendant les trois semaines environ qu'on laissa l'exutoire en place. Celui-ci supprimé, elle retomba dans son état de profonde tristesse que ne tarda pas de nouveau à dissiper la réapplication du même moyen.

Le professeur Jacobi a surtout institué sa méthode de traitement par les frictions stibiées sur le cuir chevelu dans des cas de lypémanie depuis la simple mélancolie jusqu'à ce degré de folie que les aliénistes appellent stupidité.

Nous allons rapporter un cas de lypémanie que nous avons recueilli dans le service de M. Raynaud et qui a été amélioré par le séton.

Observation IX.

Lypémanie chez un rhumatisant, dipsomane et fils d'aliénés, améliorée par l'application d'un séton à la nuque (personnelle).

Cornu, âgé de 48 ans, exerçant la profession de jardinier, entre le 12 juin 1881, dans le service de Maurice Raynaud, à l'hôpital de la Charité.

C'est à la fois un rhumatisant, un dipsomane et un aliéné.

Il y a quinze ans environ qu'il a souffert d'un violent rhumatisme articulaire aigu. Depuis ce temps, ses articulations sont le siège de douleurs assez fréquentes mais la diathèse a surtout imprimé son cachet sur le cœur.

On trouve en effet en auscultant le cœur, au niveau de la pointe, un piaulement double qui s'entend au moment de la présystole et de la diastole.

A la base, on perçoit un léger souffle diastolique.

Les excès de boisson remontent au commencement de l'année 1869 et survinrent à l'occasion de chagrins de famille. Il buvait en moyenne un quart de litre d'absinthe par jour. Malgré cette habitude il prétend n'avoir jamais eu de phénomènes gastriques, ni pituites, ni vomissements. De même son humeur est restée douce, et il n'est jamais entré dans de violentes colères.

Les troubles mentaux se sont manifestés pour la première fois en 1870 et ont nécessité son entrée à l'asile de Vaucluse.

Il n'en sortit que plusieurs années après et vint à Paris. Là il entre dans le service de M. Hérard pour de violents maux de tête. Mais bientôt nouveaux accès de manie qui exigent son transfert à Bicêtre, où il devient tellement agité qu'on est obligé, pour le contenir, d'user de la camisole de force.

Plus tard il devient mélancolique et a des idées de suicide. Deux fois il tente de s'empoisonner avec du laudanum.

Comme causes de cet état mental, nous trouvons des antécédents héréditaires bien nets. Sa mère à quarante-huit ans, s'est suicidée au moyen de l'oxyde de carbone, après trois premières tentatives infructueuses, son père est mort dans une maison d'aliénés. Il buvait peu.

Les renseignements manquent au sujet des grands-parents.

Enfin une de ses cousines est actuellement à l'asile Sainte-Anne.

Ce sont de nouvelles céphalalgies qui l'ont amené aujourd'hui à l'hôpital. Les douleurs occupent les régions frontale et occipitale. Il ne présente pas d'autres troubles de la sensibilité ; pas de douleurs fulgurantes, pas de plaques d'anesthésie ou d'hyperesthésie.

Les troubles mentaux sont peu considérables, mais la mémoire est très diminuée.

Enfin pour achever l'observation et bien décrire l'état du malade ajoutons qu'il a le facies d'un lypémaniaque : expression triste, regard vague, traits tirés, pupilles également dilatées.

Le 12 juin. — On applique un séton pour essayer de calmer la céphalalgie qui tourmente le malade et lutter contre le délire qui menace de devenir chronique.

Huit jours après, la suppuration étant bien établie, les maux de tête commencent à diminuer, le sommeil est retrouvé, la mémoire devient meilleure. Il se trouve soulagé, ne se plaint pas comme auparavant. Plus d'excitation.

1er *juillet.* — L'amélioration persiste. Le malade mange et dort bien. L'espoir d'une rémission complète paraît certain.

En résumé :

Symptômes avant le traitement.	*Symptômes pendant la rémission.*
Mélancolie.	Le malade paraît beaucoup moins absorbé par ses idées tristes.
Céphalalgie.	Disparue.
Agitation.	Calmée.
Mémoire amoindrie.	Meilleure.
Pas de sommeil.	Sommeil.
Pas d'appétit.	Appétit.

3• Paralysie générale

Pendant qu'on voit se dérouler les différentes périodes de la paralysie générale, la révulsion à la nuque peut être employée avec avantage, pour arrêter le développement du mal et tendre vers la guérison ou seulement pour lutter contre certains symptômes qui aggravent la situation du malade.

I

DE LA RÉVULSION A LA NUQUE AU DÉBUT DE LA PARALYSIE GÉNÉRALE

Manie congestive de Baillarger.

Longtemps la paralysie générale fut regardée comme incurable. A peine Calmeil croit-il qu'on ait chance d'intervenir avec succès, pendant quelques semaines seulement, au début de la période congestive. A M. Baillarger revient la gloire d'avoir montré que cette période peut se prolonger pendant des mois, une année et plus, et qu'il faut lutter, pendant ce temps, avec toute l'énergie possible, pour enrayer le cours d'une maladie qui devient si facilement fatale.

Or, les faits qui ont été cités, ceux que nous apportons aujourd'hui, démontrent très nettement l'utilité de la révulsion à la nuque pour arriver à ce but si important.

Mais comment reconnaître le moment où la paralysie générale est curable ?

Calmeil disait que la maladie évoluait en deux grandes phases : un stade congestif préparatoire, curable, et une période de désorganisation, correspondant à la démence et par conséquent incurable.

D'après lui, les symptômes de cette période congestive indiquent l'intervention lorsque les conceptions maniaques ou ambitieuses sont très actives et très variées ; lorsque la gêne de la prononciation, la débilitation de l'intelligence et des principaux agents musculaires, ne se traduisent encore que par des signes difficiles à constater.

Il ajoute encore que la paralysie générale est curable quand le délire ambitieux, l'affaiblissement intellectuel, l'impuissance musculaire apparaissent rapidement ; mais quand ils se montrent progressivement, il ne faut plus garder d'espoir.

M. Baillarger (1) va plus loin et admet la possibilité de la rémission toutes les fois qu'on voit apparaître les symptômes décrits sous le nom de forme maniaque ou ambitieuse, forme mélancolique ou bien manie ambitieuse s'unissant à la forme mélancolique pour former un accès de folie à double forme.

Dans ces cas, il pense que les rémissions sont dues à la guérison d'accès de manie ou de mélancolie, qui sont souvent assez aigus pour masquer la paralysie générale.

Pour Voisin (2) voici le critérium : « Tant que la qualification de l'état du malade n'a pas mérité l'épithète délire, on a l'espoir de le guérir. »

1. *Traité des maladies mentales* de Griesenger. Appendice.

2. Aug. Voisin, *Traité de la paralysie générale des aliénés.* Paris, 1879.

En résumé on a des chances d'obtenir la rémission surtout à la période prodromique. Or, dans la sphère psychique, on constate surtout à ce moment, le changement de caractère dépressif ou expansif qui est un des premiers symptômes, comme l'a dit M. le professeur Lasègue : C'est la tristesse qui ouvre la marche. » De même changements dans la sensibilité affective ; grande agitation intellectuelle ; besoin de mouvement, de faire de grandes spéculations ; perte ou diminution de la mémoire dans la forme débile : voilà des symptômes de début.

Parmi les troubles somatiques, le tremblement des membres est assez fugace ; l'embarras de la parole, le tremblement des lèvres, l'inégalité des pupilles persistent plus longtemps. L'embarras de la parole parait être le symptôme le plus tenace (1).

Rapportons maintenant les observations qui peuvent appuyer ces affirmations.

OBSERVATION X

Paralysie générale au début. — Guérison complète un mois après
(Communiquée par M. le Dr Régis, inédite).

C... Eugène-Auguste, 26 ans, interne en pharmacie des hôpitaux de Paris, entre au pensionnat de Ville-Evrard, le 11 décembre 1878, dans un état de manie aiguë des plus caractérisés.

Les renseignements que nous avons recueillis sur ses antécédents nous ont appris que c'était un jeune homme très intelligent et très laborieux, et qu'il était presque subitement tombé malade à la suite de travaux intellectuels excessifs et d'émotions violentes occasionnées par les épreuves d'un concours.

1. Doutrebente, *Des différentes espèces de rémissions qui surviennent dans le cours de la paralysie générale progressive.*

Dès son arrivée le malade paraît en proie à une excitation violente ; il ne dort pas, il crie, vocifère, tient les propos les plus incohérents, déchire ses vêtements, brise tout ce qui lui tombe sous la main. On est obligé pour lutter contre cette agitation de lui mettre la camisole de force.

Cet état se prolonge sans interruption, pendant trois mois, malgré les calmants de toute sorte qui lui sont prodigués ; et un moment, même, il survient quelques idées ambitieuses incohérentes qui éveillent l'attention sur un début possible de paralysie générale. Le malade se croit appelé à une grande situation, parle de Gambetta, de Grévy, de fortune, etc.... Bref, au mois de mars 1879, la maladie n'a pas fait un pas vers la guérison, reste stationnaire et semble s'acheminer vers la chronicité.

A ce moment, M. Régis, après avoir pris l'avis du médecin en chef, applique au malade un séton à la nuque ; l'excitation était telle encore à cette époque, que pour procéder à l'opération, force fut de camisoler le malade et de le faire tenir par plusieurs gardiens.

Quinze jours après l'application du séton qui suppurait abondamment, l'amélioration était déjà si marquée que le malade fut placé au quartier des tranquilles. Le séton est enlevé au bout de vingt-cinq jours. A ce moment la guérison est presque complète.

Le malade sort le 20 avril 1879, entièrement guéri de son accès de manie

Nous l'avons revu depuis. Il continue à se bien porter, et s'est même marié tout récemment.

Observation IX.

Paralysie générale ; forme mélancolique, rémission à la suite de l'application d'un séton à la nuque et de l'administration de l'iodure de potassium (personnelle).

Ren..., âgé de 31 ans, exerçant la profession de plombier, entre à l'hôpital de la Pitié dans le service de M. le professeur Peter, le 28 mai 1881.

Il ne peut fournir aucun renseignement sur ses antécédents héréditaires ; mais on reconnaît aisément qu'il a contracté la syphilis en 1870.
Les marques les plus certaines furent l'apparition de plaques mu-
queuses et d'éruptions spécifiques qu'il garda près de deux ans. De
plus on lui fit prendre durant trois mois des pilules de protoiodure de
mercure et plus tard de l'iodure de potassium.

Ce traitement fut institué par les chirurgiens militaires qui le soi-
gnèrent pendant un séjour qu'il fit en Algérie, en qualité de soldat.

Puis il revint en France en 1875 et reprit son métier de plombier.

Le début de la maladie remonte aux derniers mois de l'année 1879.
Il se plaignit alors d'être tourmenté par de violentes céphalalgies en
même temps qu'une grande faiblesse des membres l'empêchait de
continuer son travail.

A dater de cette époque il devint mélancolique et ses facultés intellectuelles commencèrent à diminuer. Sa mémoire notamment s'amoin-
drissait chaque jour.

A ces troubles se joignent depuis six mois un embarras de la parole et un changement de caractère encore plus prononcé. A sa tristesse, à ses préoccupations vinrent se mêler les hallucinations terri-
fiantes.

Lors de son entrée, on constate facilement les signes de la paralysie générale.

Ses lèvres et sa langue sont tremblantes.

Les muscles des joues sont agités par de petits mouvements fibrillaires. Il peut à peine se tenir debout. Quand on veut le faire marcher, il jette ses jambes de travers comme un ataxique, comme un
homme ivre. L'embarras de la parole est non moins caractéristique.
Certaines syllabes manquent dans les mots que le malade prononce.
Les troubles de la sphère motrice sont donc très caractéristiques. Il se
plaint aussi d'avoir des vertiges et souffre de maux de tête qui ne le quit-
tent jamais. Les pupilles sont sensiblement égales. Le voile du palais
insensible. Enfin si nous mentionnons l'anxiété peinte sur sa figure et
l'impression de tristesse répétée par son visage, on se fera une idée de
l'état du malade au moment de son entrée à l'hôpital.

Dès ce moment M. le professeur Peter lui fit appliquer un séton à la nuque et lui fit donner par jour 4 grammes d'iodure de potassium.

Quelques semaines après, ses vertiges et sa céphalalgie disparaissaient et bientôt même il commençait à marcher.

Aujourd'hui, la plupart des symptômes ont disparu. Voici d'ailleurs le tableau des principaux symptômes constatés pendant le traitement et pendant la rémission :

Mélancolie.	Plus d'idées tristes ; le malade s'occupe aux travaux de la salle.
Diminution de la mémoire.	La mémoire est retrouvée.
Tremblement des lèvres.	Pas de tremblement des lèvres.
Faiblesse des membres, impossibilité de marcher.	Marche très facile, sans fatigue.
Insensibilité du voile du palais.	Persiste.
Céphalalgie et vertiges.	Supprimés.

OBSERVATION XII

Paralysie générale au début avec symptômes d'hypochondrie ; séton à la nuque. — Guérison (communiquée par notre ami, M. Ruel, externe des hôpitaux).

Léon F..., 45 ans, jardinier, est tombé malade au mois d'octobre 1879.

Ses antécédents héréditaires sont assez nombreux.

Père alcoolique qui s'est suicidé.

Un frère s'est également suicidé.

Sa mère est atteinte d'un cancer épithélial occupant l'oreille externe et toute la région mastoïdienne.

Cet homme d'une santé florissante, faisait souvent des excès de boisson. Il n'a jamais été malade avant le mois d'octobre 1878.

A cette époque, sans cause connue, il éprouve une lassitude générale, est incapable de travailler pendant toute la journée, ce qu'il faisait auparavant sans aucune fatigue. Il devient apathique, ne prend

plus souci de son intérieur. Il passe la plus grande partie de la journée dans son lit, s'occupe de futilités.

Son caractère éprouve alors des changements très appréciables ; il
devient, morose, et ne répond aux questions qu'on lui adresse que
par monosyllabes et paraît ennuyé de l'intérêt que lui portent ses
parents.

F... est devenu anxieux, craintif, s'abstient de sortir et ne se
trouve bien que lorsqu'il est seul à la maison. Nous n'avons noté ni
embarras de la parole, ni perte de la mémoire ; mais il a eu quelques
vertiges qui l'ont obligé de se mettre souvent au lit.

Au mois de janvier 1880, il éprouve un affaiblissement notable
dans le membre supérieur droit ; ce qui ne l'empêche pas de se servir
encore de son bras. En même temps des douleurs vagues, une sensa-
tion de fourmillement dans les doigts se mêlent à cette parésie et de
pénibles douleurs précordiales l'empêchent de reposer.

Il est toujours plongé dans sa sombre tristesse et son découragement.

Incapable d'aucune initiative, d'aucune énergie, rien ne peut le distraire de ses préoccupations. Il appelle sans cesse l'attention sur le point
de côté qu'il éprouve et sur ses douleurs dans les membres.

Au mois de novembre, son état est à peu près le même qu'au début
de la maladie. Il ne se lève que pendant quelques heures de la journée,
éprouve une grande fatigue dans les membres inférieurs et se plaint
toujours de ses douleurs thoraciques. A peine répond-il quelques mots
aux questions qu'on lui adresse. La parole est embarrassée. Il y a un
peu de bégayement. Il lui est impossible de prononcer distinctement,
sans se tromper, cette phrase : « Je suis artilleur au 38° d'artillerie. »
Sa langue, ses lèvres, les muscles de la face sont agités de tremble-
ments fibrillaires.

On peut donc poser le diagnostic de paralysie générale au début avec
idées hypochondriaques. Dans la sphère psychique, les symptômes les
plus curieux sont cet état d'apathie et de faiblesse générale avec douleurs imaginaires dans le thorax, les reins et le bras.

Au mois de novembre application d'un séton à la nuque et prescrip-
tion d'une potion contenant 2 grammes d'iodure de potassium.

Au bout de quinze jours cet homme, qui depuis dix-huit mois n'avait travaillé en aucune manière, pouvait déjà faire un travail sérieux de dix heures du matin à quatre heures du soir, le jour, retrouvait un peu sa gaieté d'autrefois, et la nuit, son sommeil perdu depuis si longtemps.

Trois semaines après, le séton suppure toujours abondamment ; le malade ne conserve de son affection qu'un peu de tristesse dans le caractère et de fatigue quand il est obligé de travailler pendant un grand nombre d'heures.

Voici d'ailleurs le tableau des symptômes observés pendant le traitement et pendant la rémission.

Symptômes constatés pendant le traitement.	*Symptômes de la rémission.*
Hypochondrie et apathie continues.	Un peu de tristesse par moments.
Incapacité de travailler par faiblesse dans les membres.	Possibilité de travailler pendant plusieurs heures de suite.
Douleurs dans les membres, dans la paroi thoracique.	Disparition de ces douleurs.
Embarras de la parole très net.	Très peu appréciable.
Insomnie.	Sommeil retrouvé.

OBSERVATION XIII

Paralysie générale au début. Amélioration par le séton. Mort par érysipèle.

R..., Albert, âgé de 48 ans, entre le 31 août 1880 à l'asile Sainte-Anne, dans le service de M. le professeur Ball.

Il présente tous les symptômes de la paralysie générale au début. Depuis cinq mois, cessation de tout travail, insouciance, apathie, achat inconsidéré de bijoux. Succession à recueillir de saint Dominique. Place promise dans les bureaux de M. le préfet de police. Hésitation de la parole. Incapacité de se diriger.

Les symptômes d'exaltation se montrent quelques semaines après. Au commencement de septembre 1880, nous le trouvons très agité. Il sait tout, la médecine, le droit, les sciences mathématiques, passe ses journées à lire et à écrire, veut composer de grands ouvrages.

Avec ces troubles physiques, des troubles somatiques aussi bien caractérisés : inégalité pupillaire, tremblement léger, parole hésitante.

A la fin de décembre, apparaît le délire des grandeurs. Il est très riche, il possède des mines d'or qui lui rapportent des milliards. Les signes physiques sont toujours peu accentués.

Le 4 janvier 1881. — Application d'un séton à la nuque.

Pendant six semaines, il devient alors beaucoup plus calme. Son exaltation diminue. On ne l'entend presque plus parler de ses richesses.

L'amélioration est notable.

Le 25 février. — On retirait le séton après avoir remarqué que les bords de la plaie devenaient rouges et œdémateux. Le malade avait couché la nuit précédente dans la chambre où reposait un jeune homme atteint d'érysipèle.

27. — La rougeur augmente, elle s'étend sur l'oreille droite et tout le côté droit de la face. L'œdème est considérable. Le pouls est à 120. Embarras gastrique, langue saburrale. Purgatif, cataplasmes et compresses d'eau de sureau.

Etat mental excellent. Calme absolu. Le malade est très raisonnable et prend son mal en patience.

Cette nouvelle révulsion semble l'avoir tout à fait guéri.

2 *mars.* — L'érysipèle s'étend aux deux côtés de la face. A ce moment apparition d'un peu de délire fébrile, délire calme et absolument différent de son délire psychique primitif.

3 *mars.* — Le délire augmente et garde ses caractères d'incohérence. Le soir agitation plus grande. Il meurt dans la nuit.

Observation XIV

Manie congestive avec symptômes de paralysie générale au début. — Application d'un séton à la nuque. Sortie par guérison un mois et demi après. (Communiquée par M. le docteur Régis. Extr. des *Ann. méd. psych.*).

V. L..., commis voyageur, célibataire, âgé de 31 ans, entre à la Clinique des maladies mentales (asile Sainte-Anne), le 7 février 1880.

La seule particularité à relever dans sa famille est la tendance à l'alcoolisme chez son père, qui boit avec excès, surtout de l'eau-de-vie.

V. L... n'a jamais eu de maladie grave dans le cours de sa vie. Il a toujours manifesté une ardeur extrordinaire pour les travaux intellectuels. A 18 ans il écrivait dans un journal un feuilleton assez médiocre, il est vrai, mais dénotant une imagination des plus ardentes. Du reste, après quelques chapitres, il s'arrêta court, comme il a fait depuis en toutes choses; car la mobilité et le manque de persistance dans les entreprises ont été la caractéristique de sa vie.

Ses parents avaient remarqué que ses lectures, faites sans ordre et avec une sorte d'activité fiévreuse, avaient produit sur lui un déplorable effet. Elles le rendaient vaniteux, fier de lui-même, lui inspiraient des visées très hautes, en même temps que de la répugnance pour les nécessités et le terre-à-terre de la vie ; en sorte qu'il lui arrivait souvent de perdre ses places et de n'avoir pas l'énergie nécessaire pour en chercher de nouvelles. Avec cela, il commettait assez fréquemment des excès de boisson.

Il y a trois ans environ, il commence à faire de ses voyages commerciaux de purs voyages d'agrément, fréquentant les meilleurs hôtels, négligeant les clients, et ne correspondant avec ses patrons que pour leur demander des fonds nouveaux. Aussi a-t-il dû changer cinq ou six fois d'emploi dans ces dernières années.

Au commencement de 1879, pendant une des interruptions provoquées par ces changements de place, il passait aux Arts-et-Métiers la plupart de ses journées, et crut avoir découvert, sur je ne sais quel meuble antique, un style de dessin dont la reproduction par le tissage devait constituer, dans sa pensée, une œuvre remarquable et des plus fructueuses.

A dater de ce jour son activité intellectuelle prend tout à coup des proportions maladives. Il essaya en vain de réaliser l'exploitation de son idée. Ses parents ayant aisément reconnu que cette idée était impraticable l'appellent auprès d'eux et le placent à nouveau dans une maison de commerce. Mais là, toujours excité au sujet de son invention, il abandonne bientôt la place. C'était au mois de novembre 1879.

Libre de ses actions, V... s'imagina d'inventer lui-même un métier à tisser, marchant tout seul et d'une façon continue, et capable de reproduire automatiquement les dessins les plus compliqués. En même temps, il se mit à boire plus qu'il ne l'avait fait jusqu'alors, ce qui l'excita davantage encore. A l'exaltation intellectuelle vint se joindre l'exaltation physique, de sorte qu'il était constamment en mouvement.

Son frère aîné, au courant de sa conduite, vint le chercher à Paris et le conduisit dans sa famille, à la campagne ; toutefois il le ramena bientôt à Paris. Mais ses conceptions délirantes s'étaient élargies ; à ses dessins, à son métier, étaient venues s'ajouter des idées nouvelles d'invention, telles que la recherche de la quadrature du cercle, etc. Bientôt après, le malade entrait à l'asile Sainte-Anne.

D'après son propre dire, il aurait eu, quelques jours avant sa séquestration, une espèce de congestion cérébrale ; non pas une véritable attaque, mais ce que l'on pourrait appeler, avec M. Lasègue, un ictus cérébral. Il aurait senti, dit-il, comme un arrêt de sang dans sa tête et comme si sa cervelle allait éclater tout à coup. Ce phénomène de nature manifestement congestive, s'est renouvelé une fois depuis, pendant le séjour du malade à l'asile, où il entra le 17 février 1880.

C'est un homme grand, vigoureux, d'un tempérament sanguin, qui se présente dans un état très marqué d'excitation, et qui, lors de son premier interrogatoire, parle pendant une heure entière de ses dessins, du mouvement perpétuel qu'il a trouvé en imprimant avec la main aux boules de billard une impulsion spéciale. On lui a offert 200.000 fr. de son invention. De temps à autre pendant qu'il parle, on saisit comme un faux pas dans sa parole. Sa langue, ses lèvres et ses mains sont tremblantes, ses pupilles sensiblement égales. Il ne paraît point douteux pour les personnes qui assistent à l'interrogatoire, qu'on ne soit là en présence d'une paralysie générale à sa période de début.

Les jours suivants l'excitation s'accroît; les conceptions orgueilleuses primitives se compliquent chaque jour d'idées nouvelles. En voici quelques exemples : « hier, j'ai étudié l'arithmétique, l'algèbre, la folie, la raison. Je me suis créé un système, à l'aide duquel j'apprends très rapidement tout ce que je veux. Cette méthode est celle de l'analyse ; elle consiste à aller au principe des choses, à la racine, au radical. (Le radicalisme est du reste à la mode en ce moment). Aujourd'hui j'ai appris le droit en deux heures. Victor Hugo est le plus grand homme du siècle, c'est lui qui a dit : « Et s'il n'en reste qu'un je serai celui-là ! » Moi, je suis le quatrième des grands hommes. »

Le 3 mars dans la soirée, V... éprouve pour la seconde fois un phénomène cérébral qu'il qualifie de congestion, en ajoutant que Rouget de l'Isle a eu la même chose le jour où il a composé la Marseillaise.

Jusqu'à ce moment, le malade n'avait été soumis à aucune médication énergique, et on s'était borné au traitement des symptômes. Mais l'excitation, le délire et l'incohérence augmentant, en un mot la certitude de la paralysie générale se confirmant de plus en plus, M. le docteur Doutrebente, à cette époque chef de clinique, se décida à intervenir d'une façon active, et, au mois de mai, on appliqua au malade un séton à la nuque.

Ce séton suppura abondamment presque aussitôt, et fut maintenu en place pendant environ un mois.

Bientôt l'amélioration survint et s'accentua de plus en plus. V... reconnut que toutes ses inventions, que tous ses projets étaient illusoires et peu sensés, qu'il aurait mieux fait de s'occuper de son emploi que de se lancer dans des spéculations théoriques absurdes, et affirma qu'il était décidé désormais à ne plus songer qu'aux devoirs de sa profession.

Au mois de juillet, la guérison étant certaine, et paraissant devoir se maintenir, M. le docteur Doutrebente signa la sortie du malade en libellant son certificat de la façon suivante :

« V... L..., entré à l'asile Sainte-Anne le 17 févier 1880 pour y être traité d'une méningo-encéphalite (période congestive), avec exagération du sentiment de la personnalité, inventions extraordinaires, etc. est aujourd'ui dans un état très satisfaisant qui permet de le mettre en liberté. «

Le 18 février le malade écrivait : « Depuis mon départ de Sainte-Anne, ma santé n'a fait que s'améliorer de jour en jour. Je n'éprouve plus aucun mal de tête, ce qui me fait croire que mon encéphalite est complètement disparue, je puis même dire radicalement guérie... En attendant, je travaille avec mon père et gagne de quoi me suffire. Quant au métier en question, j'ai cessé de m'en occuper et n'y pense plus. »

Dans ces observations d'individus guéris d'une manie congestive, faisons remarquer avec M. Baillarger qu'il importe de continuer longtemps une médication rationnelle pour diminuer les chances de récidive.

Observation XV

Ham... M., employé de commerce, entre le 19 mai 1881 à la clinique de l'asile Sainte-Anne. Voici le certificat délivré par M. Legrand du Saulle à son entrée à l'asile. « Démence paralytique, affaiblissement marqué de l'intelligence, de la mémoire, de la volonté, de la sensibilité et du mouvement. Embarras de la parole. Céphalalgie, incapacité de se diriger et de travailler ; actes déraisonnables. » Pas d'antécédents héréditaires. Pas de maladies antérieures, pas d'excès.

Les premiers symptômes ont été remarqués au mois de novembre dernier.

Aujourd'hui, tous ces symptômes sont très atténués et diminuent chaque jour depuis qu'on lui fait tous les trois ou quatre jours des cautérisations à la nuque avec le thermo-cautère Paquelin.

Observation XVI

Broc... G., âgé de 26 ans, veuf, entre le 4 mai 1881, à la clinique de l'asile Sainte-Anne.

Paralysie générale au début, très probable.

Affaiblissement intellectuel, nulle conscience de son état, prétend qu'il va obtenir une excellente place. Légère inégalité des pupilles, tremblement fibrillaire de la langue ; quelques contractions spasmodiques des lèvres, un peu de lenteur de la parole, tentative d'évasion absurde accomplie devant les gardiens, à la façon des paralytiques généraux.

Depuis plusieurs semaines, il va beaucoup mieux. Pour consolider la guérison et effacer les derniers symptômes on emploie la cautérisation à la nuque qui paraît améliorer son état.

Ces deux derniers malades sont encore en cours d'observation à la clinique.

Observation XVII

Phénomènes d'aliénation mentale survenus après une chute sur la tête. Paralysie générale. Amélioration par le séton à la nuque.

Aug. Mar..., âgé de 35 ans, employé de commerce, est entré le 6 avril 1881 dans le service de M. le professeur Ball à l'hôpital Laennec. Il ne possédait aucun antécédent héréditaire et n'a jamais fait d'excès de boisson. En juillet 1879, il tombe de voiture et se blesse à la tête et sur le côté.

Des phénomènes de paralysie apparaissent en même temps qu'un affaiblissement intellectuel, la perte de la mémoire.

On l'enferme pendant trois mois dans une maison d'aliénés.

Il en sort amélioré ; mais les accidents se montrent bientôt après et

le malade rentre à l'Hôtel-Dieu d'où il est envoyé à l'hôpital Laennec.
M. le professeur Ball lui ayant fait appliquer un séton à la nuque, il
y a environ deux mois, le malade se trouve un peu soulagé. Il tremble
moins, descend dans le jardin, ses idées sont un peu plus claires, sa
mémoire devient plus nette.

Ajoutons à nos observations, trois cas déjà publiés qui
nous paraissent intéressants.

M. Delasiauve (Baillarger, appendice au *Traité des maladies mentales* du professeur Griesinger, Paris 1864) a
communiqué une observation de paralysie générale survenue
pendant la convalescence d'un choléra et guérie par les révulsifs à la nuque en même temps que par les révulsifs intestinaux.

Paulin (Antoine), âgé de 27 ans, originaire de Hoguenau (Bas-Rhin),
exerce la profession de tanneur, et habite avec sa famille, rue Lenoir-
Saint-Antoine. Pris de choléra, le 19 juin, il s'en relève assez promp-
tement, mais le cerveau conserve l'empreinte du mal, et le 26, sept
jours après, Paulin est arrêté comme aliéné sur la place publique. Son
délire est assez incohérent et revêt une forme ambitieuse. Dieu commu-
nique avec lui ; il est le roi des rois. La veille de son entrée, il avait
demandé un emploi au président de la République. Un tremblement
manifeste agite ses lèvres, la prononciation est notablement embarrassée ; il y a plus de trouble que d'affaiblissement dans la mémoire.

Son agitation force à le tenir emprisonné dans une camisole. Paulin
mène une conduite régulière, il ne boit pas et consacre à entretenir ses
parents, qui sont à sa charge, les 3 francs 50 centimes qu'il gagne par
jour et qui lui suffisent à peine pour vivre. Le chagrin de manquer
d'ouvrage ou la crainte de perdre celui qu'il avait a pu influer sur son
esprit.

Il y avait ici des signes de paralysie générale, d'embarras de la
parole et le délire ambitieux. Grâce au régime et aux moyens mis en

usage tels que saignées générales, ventouses et séton à la nuque, pédi-
luves sinapisés, tisanes tempérantes, purgatifs et juleps calmants, l'a-
gitation s'apaisa, et le malade recouvra sa santé morale. Le 17 août
son certificat de sortie a été signé.

OBSERVATION

Publiée par M. Mabille dans les *Annales médico-psychologiques*.

Paralysie générale avec idées de grandeur et de satisfaction et troubles
accentués de la motilité. — Traité avec succès par les bains et la suppuration prolongée. — Sortie avec disparition complète des symptômes
au bout de trois mois de traitement.

G... (Jean-Baptiste), âgé de 39 ans, marié, fabricant d'arçons, est
amené le 4 juin à Sainte-Anne, où M. le Dr Magnan constate qu'il
est atteint de paralysie générale avec excitation et idées ambitieuses
incohérentes. Hésitation de la parole, inégalité des pupilles.

Le 7 juin 1880. — Il est amené à Ville-Evrard. D'après les renseignement recueillis, G.... qui a été chasseur à cheval, a commis des
excès alcooliques et vénériens. Il n'a jamais eu la syphilis.

Depuis un an surtout, l'exaltation génésique s'était manifestée avec
une grande intensité, au dire de sa femme. On ne connaît pas de malades aliénés dans sa famille. La maladie remonterait à plusieurs mois.
Il est dans un tel état d'excitation qu'il est dans l'impossibilité de
donner sur lui-même aucun renseignement.

Remuant sans cesse, parlant beaucoup, il cause surtout de sa fortune. Il est riche, possède 500 milliards, ramasse tous les cailloux du
jardin et nous les présente comme autant de diamants. Il possède
tous les talents. Il est poète, musicien, artiste.

La parole est embarrassée, les pupilles sont inégales, la droite
étant plus dilatée que la gauche.

Les membres supérieurs sont le siège d'un tremblement prononcé.
La sensibilité est très émoussée.

Pendant les quinze premiers jours de son admission G... chante nuit et jour ; il fait entendre les airs d'opéra les plus variés, en crée de nouveaux et s'admire chanter. Propos absolument incohérents. Le facies est rouge, les yeux saillants. Traitement : révulsifs intestinaux. Bains de trois heures tous les jours.

15 *juillet* 1880. — Le sommeil est devenu meilleur. L'agitation diminue un peu, mais les phénomènes moteurs sont plus accentués. Tremblement intense des muscles de la face, embarras de la parole, inégalité des pupilles.

Cet état se continue jusqu'au 15 août environ, puis l'agitation disparaît presque entièrement, laissant derrière elle les phénomènes somatiques accentués, ainsi· que les phénomènes psychiques de la paralysie générale.

Comme la maladie arrive à la chronicité, après avoir dépassé si rapidement la période congestive du début, nous appliquons à la nuque du malade un séton dont on entretient la suppuration pendant trois semaines. Alors au bout des quinze premiers jours, on observe un changement brusque dans les idées du malade. Quand on lui parle de ses trésors, de ses titres, de ses talents, il demande qu'on ne se moque pas de lui. Les sentiments affectifs reviennent avec énergie ; il reçoit avec un grand plaisir la visite de sa femme et de ses enfants. Les phénomènes moteurs s'amendent de jour en jour, et les fonctions intellectuelles et somatiques s'exécutent chez G... aussi bien qu'avant sa maladie, quand le 10 octobre il est retiré de l'asile par sa famille.

Il s'agit encore là d'une de ces rémissions qui surviennent dans le cours de la paralysie générale.

Le séton a surtout lutté contre les phénomènes graves de la chronicité, ce sont au contraire les bains qui ont calmé la période d'exaltation fonctionnelle.

OBSERVATION

Rapportée par Trélat dans les *Annales médico-psychologiques*,
tome VI, 1845.

Apparence de démence et de paralysie générale. Guérison inespérée.

Voici le résumé de cette observation.

Il s'agit d'une dame qui ayant contracté la syphilis, présenta quelques mois après et pendant qu'elle était encore soumise au traitement mercuriel, des signes d'affaissement intellectuel. Elle s'occupait moins de sa maison. La mémoire s'altérait sensiblement. Bientôt elle tomba dans un état presque complet d'insensibilité. Il fallait la pincer assez fortement pour qu'elle fît quelques mouvements. M. Trélat remarque en l'interrogeant un peu de bégaiement en même temps qu'un affaiblissement notable dans la force des membres. Après un séjour à la campagne elle parut se mieux porter. Mais revenue à Paris, elle retomba dans l'état le plus alarmant. Le 12 avril 1845 elle est dans une sorte de coma qui dure quatorze ou quinze heures sans interruption. Alors abaissement intellectuel, chute de l'intelligence, perte de la mémoire, diminution des mouvements. La malade qui était lettrée fait des fautes d'orthographe, oublie des lettres, des syllabes, des mots. Un large et profond séton est pratiqué immédiatement. En vain on essaye d'appliquer en même temps deux larges vésicatoires sur le cuir chevelu. Ils ne prennent pas. Au bout de peu de jours le séton est en pleine suppuration. La malade sort de temps en temps de son état comateux, reconnaît la voix de son mari, fait quelques mouvements pour l'embrasser. Elle boit, mange, dans les bons moments. La sensibilité renaît à la surface du corps. La malade cesse d'aller sous elle et répond de mieux en mieux aux questions. Sa parole a plus d'assurance, sa main serre mieux, sa peau est moins froide et se colore. Sa mémoire se rétablit.

Au commencement de juillet, elle est complètement guérie.

Enfin le docteur M. Reynaud parle dans sa thèse d'agrégation, d'un malade atteint de congestions encéphaliques répétées, et chez lequel tout pouvait faire craindre le début d'une paralysie générale, qui fut guéri complètement par l'application d'un séton à la nuque.

Quelques jours avant sa mort, ce maître vénéré nous parlant de la révulsion, disait qu'il avait observé depuis cette époque deux faits à peu près semblables.

Tels sont les faits nombreux de paralysie générale au début améliorés ou guéris par la révulsion à la nuque. Il est nécessaire d'accumuler ces observations pour entraîner la conviction de tous, car cette méthode est loin d'être acceptée par tous les médecins. C'est ainsi que M. le professeur Jaccoud s'exprime dans son traité de pathologie interne : « L'effet réel de cette méthode est encore trop incertain à mes yeux pour que je conseille de recourir à des moyens aussi pénibles. »

II. — DE LA RÉVULSION DANS LA PÉRIODE CONFIRMÉE DE LA PARALYSIE GÉNÉRALE PROGRESSIVE.

Non-seulement les révulsifs à la nuque sont utiles dans la première période de la paralysie générale, mais certains aliénistes croient qu'ils peuvent encore rendre des services dans une phase plus avancée de la maladie.

D'après Voisin, le séton à la nuque est indiqué dans les formes chroniques. Il paraît prévenir les poussées congestives. A cette période, c'est surtout contre la céphalalgie qu'il est utile. Si les congestions intercurrentes se tradui-

sent par des attaques apoplectiformes, épileptiformes ou
par des troubles médullaires, on ne doit pas hésiter à faire
de la révulsion à la nuque.

III. — PÉRIODE DE DÉMENCE.

Enfin Voisin applique encore la méthode, même dans
la période de démence de la paralysie générale progressive.
Les exutoires retarderaient, suivant lui, les progrès de la
démence. Calmeil disait également : « Il est des cas,
même quand est venue la période de démence où l'on doit
continuer les révulsifs, quand l'exaltation furieuse tend
sans cesse à se raviver, quand les aliénés paralytiques
sont sans cesse menacés de nouvelles poussées congestives. »

ÉPILEPSIE.

Il existe un assez grand nombre d'observations d'épi-
lepsies améliorées ou guéries par la révulsion à la nuque.
Dans les anciens auteurs comme dans les auteurs moder-
nes, nous en avons noté de très concluantes.

Amb. Paré raconte avec admiration le succès que lui
donna le séton dans le cas suivant : « Or, je ne puis encore
assez louer l'effet du séton ; car depuis peu de temps que
je l'ai appliqué, par les conseils de Jacques Houlier, docteur régent de la Faculté de médecine, homme de grande
érudition et de singulière doctrine, à un jeune homme de
vingt ans ou environ, lequel tombait souvent d'épilepsie ;

mais incontinent que son ulcère commença à jeter sanie, n'est tombé audit accident (1). »

Pouteau (2) raconte qu'il guérit aussi un épileptique, en rouvrant une cicatrice après la fermeture de laquelle, étaient survenus des accès d'épilepsie.

Tissot, Lebreton, Sauvages, ont raconté également des cas d'épilepsie guéris par le cautère.

Wauters (*In loco citato*), rapporte qu'un professeur d'anatomie, à Gand, lui assurait avoir guéri par un séton appliqué à la nuque, un jeune épileptique qui avait inutilement souffert l'application plusieurs fois réitérée du vésicatoire.

Hildan (3) a guéri, par le séton seul, un jeune homme sujet chaque jour à des accès épileptiques, tandis que tout autre moyen avait été sans succès. Il dit la même chose d'une jeune fille de dix-huit ans, épileptique dès son enfance.

M. Duguet a vu deux faits qui montrent l'influence de la révulsion accidentelle sur l'épilepsie.

Une épileptique, âgée de 67 ans, épileptique depuis trente ans, avait des accès réguliers et mensuels. Elle tombe le visage dans le feu. La suppuration dure quinze mois. Pendant ce temps pas un seul accès. Puis ces accès reviennent au moment où il ne reste plus qu'une petite plaque de suppuration large comme une pièce de 2 francs.

Le second fait ressemble au précédent. Une vieille épileptique de la Salpêtrière tombe dans le feu. La suppura-

1. Amb. Paré, *OEuvres complètes*, éd. Malgaigne, T. II, p. 80.
2. Pouteau, *OEuvres posthumes*, T. III, p. 282.
3. Centur, I, obs. XLI.

tion dure un an. Les accès disparaissent pendant ce temps. De même Guislain a rapporté l'histoire d'un épileptique qui reçut un coup. La plaie suppure et ne se cicatrise qu'au bout de trois mois. Pendant ce temps pas de crises.

M. le docteur Cluzeau nous a fourni un cas d'épilepsie amélioré par l'application d'un séton.

Observation XVIII

Émile Doré a tous les huit à dix jours de grandes attaques d'épilepsie. Pendant l'intervalle des attaques, il est tourmenté par une céphalalgie très pénible qui ne le quitte pas un seul instant. En outre sa mémoire est très diminuée, sa parole embarrassée. Le traitement par le bromure de potassium triomphe des crises, mais ne fait cesser en rien les symptômes particuliers qui persistent entre les accès, tels que céphalalgie, perte de mémoire, etc....

Un séton est placé à la nuque. Les douleurs de tête s'évanouissent huit jours après l'établissement de la suppuration.

Actuellement le malade éprouve encore quelquefois des absences.

Ici le séton n'a véritablement soulagé que la douleur.

Concluons que la révulsion naturelle et artificielle, nous offrant les preuves manifestes de l'utilité des révulsifs à la nuque dans l'épilepsie, on est autorisé à les employer quand le bromure de potassium, l'oxyde de zinc et la belladone ont échoué. M. Dagonet les préconise surtout dans la manie accompagnée d'épilepsie (*Traité des maladies mentales*).

Voici encore deux cas améliorés, l'un par la cautérisation ponctuée, l'autre par l'application d'un séton à la nuque.

Observation XIX

Épilepsie. chez un homme de 36 ans. — Début des accidents à 30 ans. — Traitement par les antispasmodiques et cautérisation à la nuque. — Amélioration.

Bu..., 36 ans, employé des postes, vient se faire soigner à la consultation instituée à la Clinique des maladies mentales (asile Sainte-Anne).

Sa santé a toujours été excellente jusqu'à l'âge de 30 ans. Sa mère est morte d'une paralysie ascendante, à 46 ans.

Le deuxième accès eut lieu un an après le premier. Puis les accès se sont rapprochés et apparaissent maintenant tous les trois mois.

Ces accès surviennent toujours le soir après dîner. Il a d'abord des tintements d'oreille, puis on entend un bruit confus de voix. Survient alors la perte de connaissance sans mouvements désordonnés, et durant de sept à huit minutes. Souvent tout se borne aux symptômes prodromiques.

Dans l'intervalle des accès, le malade éprouve parfois des vertiges, il lui semble que la terre l'attire. Ce qui le gêne le plus, c'est un tintement continu dans l'oreille droite, ayant commencé un an après le début des attaques.

Enfin le malade accuse un refroidissement des extrémités.

De plus notons un léger strabisme du côté de l'œil droit, des pupilles dilatées.

Le traitement par le bromure de sodium et d'ammonium joint à la belladone et à l'oxyde de zinc est entrepris, le 1er mars 1881. De plus on y joint des révulsifs intestinaux.

Les attaques diminuent sous l'influence de ce traitement; les vertiges, la céphalalgie persistent. C'est alors que la cautérisation à la nuque pratiquée avec le thermo-cautère et renouvelée fréquemment diminue les maux de tête, les vertiges et les tintements d'oreille. Maintenant le malade vient souvent réclamer l'application des pointes de feu. Toutefois il faut ajouter qu'il continue le traitement antispasmodique.

Observation XX

Madame Parf..., 35 ans, avait complètement perdu la mémoire depuis trois ans. La maladie avait d'ailleurs commencé par des absences, sans céphalalgie aucune. C'est sur le conseil de Topinard que le Dr Cluzeau appliqua un séton à la nuque.

L'amélioration s'est montrée après trois mois de suppuration. Depuis six ans, cette femme exerce son métier de chapelière, sans montrer aucun trouble des fonctions cérébrales.

§ 3. — *Des circonstances qui peuvent modifier les indications de la révulsion à la nuque.*

L'*hérédité* est certainement une circonstance fâcheuse quand on veut tenter la guérison des affections chroniques que nous venons de passer en revue, par la révulsion.

Dans la plupart des faits les plus concluants, on remarquera que la révulsion à la nuque a surtout fait merveille dans les maladies du cerveau ou des méninges, engendrées par le traumatisme. En effet, les altérations sont alors moins profondes, durent depuis moins longtemps.

Mais les dégénérescences qui ont modifié, depuis de longues années, la structure des tissus, ne permettent pas d'espérer la guérison. Nous avons vu que pour obtenir une rémission complète des symptômes de la paralysie générale progressive, il fallait combattre la maladie dans sa période prodromique, au moment où les lésions anatomiques n'ont pas encore dépassé le stade de la période congestive.

Cependant pour s'attaquer aux complications, il n'y a

pas de contre-indications. Pour soulager la céphalalgie, pour lutter contre une poussée congestive produisant dans le cours de la paralysie générale des attaques épileptiformes ou apoplectiformes, l'indication existe toujours.

Enfin, chez une personne très affaiblie, on hésitera à recourir aux exutoires et si l'on se décide à faire de la révulsion, on n'oubliera pas de combattre les effets d'une longue suppuration sur l'organisme par toutes les préparations toniques.

CHAPITRE III

CHOIX DU RÉVULSIF.

Pour déterminer une révulsion à la nuque, on ne fait plus guère usage aujourd'hui que des vésicatoires, de la cautérisation pratiquée au moyen du thermo-cautère Paquelin, enfin du séton dont l'action est énergique et peut se prolonger pendant plusieurs mois et même des années.

Au contraire, au commencement de ce siècle, au temps de Broussais, on appliquait fréquemment des sangsues à la nuque ou des ventouses scarifiées.

Nous allons d'ailleurs passer rapidement en revue tous ces révulsifs en soulignant surtout leurs indications, leurs inconvénients ou leurs avantages.

Barthez divisait les révulsifs en deux classes :

Dans une première il rangeait tous les irritants qui n'engendrent pas une évacuation sensible, sinapisme : ventouses sèches, eau bouillante, vésicatoire volant n'allant pas jusqu'à la vésication. Ils ne sont point indiqués dans les affections chroniques. Au contraire, la deuxième classe était formée par les attractifs suivis d'évacuation : ventouses scarifiées, sangsues, vésicatoire, cautère, moxa et séton. Ce sont surtout ces révulsifs dont peuvent bénéficier les affections chroniques de l'encéphale et surtout leurs symptômes. Passons-les en revue.

1º Ventouses scarifiées.

Esquirol prescrivait souvent les ventouses scarifiées à la nuque pour lutter contre les symptômes congestifs qui peuvent apparaître pendant le cours d'une affection cérébrale.

Calmeil est partisan déclaré, on pourrait dire enthousiaste, de cette révulsion sanguine. Dans son beau livre sur les inflammations du cerveau, il préconise à chaque page du traitement les sangsues et les ventouses.

Pendant les préludes des inflammations encéphaliques au temps des prodrômes, dans la période aiguë, dans la période chronique, on les trouve indiquées partout.

Mais depuis la doctrine de l'irritabilité a passé et avec elle la médecine antiphlogistique.

A peine aujourd'hui les emploie-t-on pour réveiller un malade plongé dans le coma, et elles ne trouvent pas d'autres indications pendant le cours des maladies chroniques.

2º Sangsues.

On peut en dire autant des sangsues. Elles ne peuvent combattre qu'un épiphénomène aigu.

3º Cautérisation ponctuée.

La cautérisation à la nuque, pratiquée avec le thermocautère Paquelin, est en ce moment fort à la mode. Elle a rendu de nombreux services, et la cautérisation faite tout le long de la colonne vertébrale est maintenant d'un emploi vulgaire dans les affections chroniques de la moelle et de ses méninges.

Pourquoi ne pourrait-elle pas lutter de même contre les affections chroniques du cerveau ?

Les cas de paralysie générale que nous venons de citer (observ. XV, XVI), ont été très améliorés par les pointes de feu. De même le cas d'hémiplégie avec aphasie (obs. VII ter). M. le docteur Régis essaie en ce moment de ce moyen pour calmer les mélancoliques agités. Les cautérisations sont répétées fréquemment, presque tous les jours, appliquées d'abord sur les vertèbres cervicales, puis rayonnent autour d'elles. On peut toucher la peau dix à quinze fois et pénétrer assez profondément dans l'épaisseur du derme. Le résultat est jusqu'ici très satisfaisant, mais les observations ne sont pas encore assez nombreuses pour pouvoir les analyser et en tirer des conclusions plus précises.

4º Moxa.

Le moxa n'est plus employé. Les lois humanitaires devraient le bannir, disait Piorry dans son discours à l'Académie de médecine, lors de la fameuse discussion sur la révulsion, en 1856. Cet arrêt de proscription lancé par Piorry du haut de la tribune, semble avoir été sanctionné par la génération médicale actuelle. Ce procédé barbare n'a plus de partisans aujourd'hui.

5º Cautères.

Très en usage autrefois, aux siècles des exutoires, les cautères sont assez délaissés en ce moment. Quelquefois cependant on a recours aux cautères potentiels obtenus par l'action de la potasse ou du caustique de Vienne. Mais il vaut mieux pratiquer la cautérisation ponctuée avec le thermo-cautère Paquelin. On évite ainsi des cicatrices indélébiles et disgrâcieuses, et l'effet obtenu n'en est pas moins considérable.

A côté des cautères nous devons mentionner les fonticules, lieu artificiel de suppuration qu'on établissait avec la potasse ou le bistouri, et qu'on entretenait en y introduisant une petite boule de cire, un pois ordinaire ou mieux un pois taillé dans le rhizome de l'iris de Florence, c'est une vieille coutume absolument abandonnée.

6° Vésicatoire.

Les vésicatoires prolongés et réappliqués sont un bon moyen de révulsion. Voisin applique un vésicatoire au front et à la nuque, les laisse deux jours en place et les renouvelle. A l'autopsie, il trouve que la partie de la boîte crânienne couverte par le vésicatoire est congestionnée.

Les indications du vésicatoire prolongé sont les mêmes que celles de la cautérisation ponctuée. Si l'on veut déterminer une révulsion passagère, on peut l'employer avantageusement mais jamais il ne tiendra lieu du séton, si l'on désire obtenir une révulsion plus longue et durable. Il réussit surtout dans les cas de lypémanie (Marcé). Nous avons vu qu'il a produit bon effet dans une observation de manie (VIII bis).

7° Frictions stibiées.

Nous devons mentionner la méthode préconisée par M. Jacobi (1) pour le traitement de la manie chronique dont l'état stationnaire peut faire craindre l'incurabilité.

1. *Ann. médico-psychol.*

Il consiste à appliquer sur la tête, préalablement rasée, six grammes d'onguent stibié qu'on promène avec un pinceau et qu'on enlève au bout d'un quart d'heure. On répète cette opération matin et soir, pendant trois jours. L'inflammation dure dix jours.

Ce procédé a été peu employé en France. On l'accuse d'occasionner souvent des complications phlegmoneuses, d'être dangereux et de fournir des résultats douteux.

On peut placer à côté de la méthode de M. Jacobi le procédé qui consiste à introduire une goutte d'huile de croton dans une piqûre faite à la peau, révulsif assez énergique pour avoir été baptisé du nom de réveilleur de la vie.

8° Séton.

Mais de tous les révulsifs énumérés, celui qui s'applique le mieux aux indications que nous avons tracées dans le précédent chapitre est sans contredit le séton à la nuque. « Le séton à la nuque : c'est là une vieille pratique bien usée, peut-être parce qu'on en avait abusé, mais qui est excellente quand on se maintient dans un usage raisonnable (1). »

Quel procédé devons-nous choisir pour établir un séton à la nuque ? Quels sont les avantages du séton comme exutoire ? Des accidents peuvent-ils compliquer cette petite opération et quels sont les moyens de les éviter ? Enfin peut-on sans inconvénients supprimer le séton quand le malade désire en être débarrassé ?

Depuis Fabrice de Hilden, *le procédé* courant pour éta-

1. Grasset, *Traité pratique des maladies du système nerveux*, 1881.

blir un séton, consiste à traverser de part en part, au moyen d'un bistouri, la base d'un pli fait à la peau ; un stylet fenêtré conduit une mèche de coton de 1 mètre de longueur ou une bandelette en toile fine de même longueur large de 2 centimètres, effilée de chaque côté, dans l'orifice ainsi préparé. Tout le monde est d'accord pour enfoncer le bistouri perpendiculairement à l'axe du cou, en ayant soin toutefois de donner à l'un des orifices une situation plus déclive pour faciliter l'écoulement du pus. Le pansement est fait avec un linge glycériné et recouvert d'une épaisse couche de charpie. On ne touche au pansement que vers le cinquième ou sixième jour. On graisse alors de cérat ou de glycérine 1 décimètre de la mèche, puis on la fait glisser, et on coupe avec des ciseaux la portion souillée par le pus.

Si l'on veut diminuer la suppuration, on diminue la grosseur de la mèche. Si l'effet produit est peu considérable, on augmente la grosseur du fil ou de la mèche. Ainsi, comme le disait Bouvier, « l'on peut en quelque sorte doser le remède. »

Chez les jeunes sujets, chez les femmes, pour éviter une cicatrice disgrâcieuse, on peut employer le procédé de Bouvier. On se sert alors d'une aiguille à séton terminée par une sorte de pince dans laquelle on place l'extrémité d'un fil arrondi formé du tissu des sondes ou des bougies. La petite plaie est si petite que la cicatrice sera insignifiante.

Les accidents, que peut entraîner l'établissement du séton, sont assez rares.

Au moment de l'opération, une hémorrhagie peut se produire ; mais la circulation artérielle de la nuque est si peu riche que cet accident est peu à *craindre*. Une compression au moyen de tampons de charpie en triompherait aisément. Guersant donne le conseil de reculer le premier pansement, s'il y a eu hémorrhagie.

Il serait plus dangereux de piquer l'aponévrose ou les muscles, car on cite des cas dans lesquels le tétanos a été la conséquence de cette faute opératoire.

Les phénomènes nerveux, la douleur n'ont pas d'importance.

Parmi les accidents consécutifs à l'opération mentionnons les abcès, l'érysipèle et la gangrène du pont cutané. Les abcès seront traités par les émollients, puis des incisions.

Si l'érysipèle survient, il faut enlever la mèche. On évitera la gangrène du pont cutané en formant un pli assez large, et donnant ainsi une épaisseur et par suite une vitalité plus grande à la peau intéressée.

Les végétations seront réprimées avec les cautérisations au nitrate d'argent.

On peut combattre le rétrécissement graduel du trajet en y faisant passer une mèche plus large ou en le traversant de nouveau avec un bistouri.

Enfin, si la suppuration se tarit par excès ou insuffisance d'irritation, on applique des préparations émollientes ou des pommades épispastiques sur la mèche, à chaque nouveau pansement.

Les avantages du séton sont supérieurs à ceux des autres exutoires dans les affections chroniques du cerveau et de ses membranes. Déjà Wauters disait : « Le séton est préférable au cautère, parce qu'il peut verser par ses deux plaies et sa longue sinuosité plus de pus que le cautère. »

La bandelette que l'on traîne à chaque pansement est une cause puissante d'irritation. Bordeu faisait aussi remarquer que pour une ulcération superficielle le vésicatoire suffit, mais pour une altération profonde, il faut établir un séton.

Or, nous avons cité un grand nombre d'affections guéries ou améliorées pendant une longue suppuration, et nous y reviendrons tout à l'heure, dans notre chapitre de la physiologie pathologique. On ne peut donc pas dire avec beaucoup d'auteurs qu'il est irrationnel d'avoir recours aux exutoires. Les faits que nous venons de rapporter donnent un éclatant démenti à cette parole de Rabuteau : « Il n'est jamais bon que l'organisme suppure en un point quelconque (1). »

Ce qui importe surtout, c'est que la suppuration soit longtemps entretenue. Ce n'est pas la quantité de pus qui fait le bienfait de la révulsion dans les affections chroniques, c'est la durée de la suppuration. Les faits de révulsion naturelle montrent que les symptômes améliorés pendant la complication reparaissent souvent quand la plaie s'est fermée.

Nul exutoire ne peut donc mieux fournir ces qualités désirées pour la guérison ou l'amélioration des affections chroniques de l'encéphale, que le séton à la nuque, lui dont la suppuration peut être entretenue aussi longtemps qu'on le désire. Quant aux inconvénients qui résultent de la cicatrice, ils ne peuvent entrer en balance avec les avantages que présente la révulsion ainsi obtenue.

1. Rabuteau. *Éléments de thérapeutique et de pharmacologie,* p. 1011.

Enfin, nous devons répondre à cette dernière question :
quand doit-on *supprimer* le séton? Il ne doit être supprimé que longtemps après la fin de la maladie, afin d'as-
surer la guérison. Si on veut lutter surtout contre les
symptômes qui compliquent la maladie d'une façon passagère, il ne faut enlever le séton qu'après la disparition
complète des accidents, et même prolonger l'exutoire pendant quelques semaines, pour ne pas s'exposer à voir le
mal reparaître.

PHYSIOLOGIE PATHOLOGIQUE

§ 1. — *Fondements de la révulsion dans les affections chroniques de l'encéphale.*

Dans une de ses cliniques sur le traitement de la phthisie
pulmonaire, M. le professeur Peter, voulant frapper l'esprit de ses auditeurs, débutait par ces mots : « La congestion, voilà l'ennemi ; la révulsion voilà l'auxiliaire. »

Cette parole s'applique admirablement à la congestion
cérébrale et à la révulsion à la nuque. Il faut chercher à
détourner l'élément fluxionnaire qui va engendrer la congestion, puis l'inflammation du cerveau ou de ses enve-
loppes, au début d'une affection qui menace de prendre
droit de domicile. De plus, il faut encore lutter contre les
poussées congestives qui viendraient aggraver la lésion, en
précipiter la marche.

La révulsion est un grand auxiliaire pour arriver à ce
but.

Et cette efficacité est basée sur la révulsion naturelle,

dont la nature chaque jour nous met les bienfaits sous les yeux — sur les expériences — et enfin sur la doctrine des métastases, qui nous montrent la possibilité de la révulsion et ses résultats.

I. — *Faits de révulsion naturelle*

Preuves morbides.

Le fait de la révulsion naturelle, parfaitement constaté par Hippocrate dans l'aphorisme : *duobus laboribus simul abortis, non in eodem loco, vetementior obscurat alterum,* est devenu la première loi du code de la révulsion. M. le professeur Peter, fidèle aux doctrines de Trousseau, croit que c'est à titre de fonction morbide qu'agit la révulsion, et il propose de modifier ainsi l'aphorisme d'Hippocrate : « *duobus morbis, simul abortis, debilior obscurat alterum.* »

Mais voyons si l'on peut trouver une application de ces aphorismes dans les affections chroniques de l'encéphale qui font le sujet de notre travail, voyons si une fonction morbide nouvelle a pu en supprimer une autre.

Ces faits sont nombreux. Dans le cours d'une congestion cérébrale, d'une manie congestive, d'une épilepsie, on a vu survenir des complications qui, à bon droit, peuvent être appelées *providentielles* puisqu'elles ont atténué, effacé même les symptômes de la maladie première.

Ainsi Morel voit survenir une rémission au cours d'une paralysie générale au moment de la suppuration abondante déterminée par plusieurs abcès du foie. Feville fait la même remarque à la suite de nombreuses plaies sur différents points du corps.

M. Lasègue cite un cas de Ferrus dans lequel l'amélioration fut obtenue grâce à la suppuration de plusieurs eschares. Bouillaud a observé le même fait à la suite d'un vaste phlegmon de la région lombaire et Bulard à la suite d'une fracture du tibia avec plaie pénétrante.

Enfin on trouve dans la thèse de Delaye (Paris, 1824) une observation de guérison survenue après l'apparition d'hémorrhoïdes spontanées.

Dans l'une de nos observations nous venons de voir l'érysipèle de la face faire complètement disparaître le délire psychique.

Tous ces faits de rémission observés surtout au début de la paralysie générale ne sont pas les seuls.

M. Duguet, dans les deux cas que nous avons mentionnés, montre qu'une brûlure profonde avec suppuration abondante a fait disparaître les crises épileptiques, tant que la plaie est restée ouverte. A peine la plaie est-elle fermée que les accès se montrent.

Enfin nous pourrions encore citer des observations de guérison de manie, de mélancolie, par le même procédé naturel, au moment où se développe une fièvre typhoïde, une pneumonie, etc.

Dans tous ces cas, la fluxion semble se porter au lieu où s'établit une fonction morbide nouvelle, la *pars recipiens* des anciens, tandis que la congestion au cerveau, la *pars mandans*, est ainsi évitée.

II. — Preuves expérimentales.

L'expérience nous montre chaque jour qu'on peut détourner un mouvement fluxionnaire. Le sang coule en abondance par une plaie récente, on applique sur les membres inférieurs les grandes ventouses Junod ; aussitôt on voit le sang couler en plus petite quantité et bientôt s'arrêter.

Et à ce propos qu'on nous permette de rappeler que Velpeau arrêtait l'hémorrhagie nasale par un vésicatoire placé entre les deux épaules.

Les troubles vasculaires obtenus par Brown-Séquard et Tholozan, en plongeant la main dans l'eau froide ou dans l'eau chaude, sont encore des preuves de l'existence de la révulsion sanguine.

III. — Preuves fournies par les métastases.

Enfin on voit, quand une fonction morbide disparaît, l'élément fluxionnaire se porter vers le point où existe l'épine morbifique, vers la *pars minoris resistentiæ* (Peter), vers ce point où il existe un foyer d'appel au molimen congestif (Guéneau de Mussy).

Des phénomènes cérébraux se sont ainsi montrés à la suite d'hémorroïdes supprimées. On peut voir de même des accidents survenir vers plusieurs organes quand les règles sont supprimées. On a encore cité une foule d'exemples de métastases goutteuses, sudorales, urineuses, ovariennes, cutanées et sans pouvoir encore tenter une vraie doctrine de ces phénomènes, dit **M. Quinquaud** dans sa thèse de concours sur les métastases (1), il ne nous est pas permis de nier la valeur des faits.

Un auteur du commencement de ce siècle, D. Raymond, a même écrit sur ce sujet tout un livre intitulé: *Traité des maladies qu'il est dangereux de guérir* (Paris 1816), pour prouver que le rôle des médecins n'est pas toujours de guérir, si l'on songe aux métastases qui peuvent se produire.

Virgile avait dit déjà :

Ægrescitque medendo.....

En résumé la révulsion thérapeutique est básée sur la révulsion naturelle, sur l'expérience et les exemples de métastases.

§ 2. — *Doctrine de la révulsion thérapeutique.*

Nous avons préféré nous appuyer sur ces faits indéniables pour établir les fondements de la révulsion à la nuque dans les affections chroniques de l'encéphale. En un mot, nous avons choisi le fait plutôt que la théorie.

Faut-il essayer maintenant d'expliquer la révulsion thérapeutique ?

Que de théories se sont succédé ! Depuis les humoristes qui prétendent que les exutoires sont une porte de sortie pour les sucs vicieux de l'économie jusqu'aux solidistes qui considèrent la suppuration comme purement locale, et Barthez qui voit un moyen d'équilibrer ou de distraire les forces vitales, et Pidoux qui fait jouer tout ce rôle aux capillaires affamés, suivant son expression pittoresque,

1. Quinquaud, thèse d'agrégation, 1880.

donnant lieu à une déperdition organique qui hâte la résorption des produits plastiques.

Aujourd'hui on fait deux révulsions thérapeutiques ; l'une de la douleur calmée par la douleur et que **M.** le professeur Vulpian explique de la façon suivante (1). « L'excitation des extrémités périphériques modifie l'état de souffrance de certaines fibres des racines et des faisceaux de la moelle ; grâce à ces impressions violentes qui passent par les fibres nerveuses, on peut admettre que les fibres nerveuses des racines et des faisceaux, lorsqu'elles souffrent, présentent un certain dérangement, une certaine orientation anormale de leurs molécules et que ce dérangement est modifié par le passage d'une impression vive. »

La deuxième espèce de révulsion est congestionnelle ou phlegmasique. On a une congestion ou une phlegmasie nouvelle qui vont en modifier une autre. Or, c'est le système nerveux qui peut produire de la révulsion congestionnelle par acte réflexe et même, en agissant sur les nerfs trophiques, donne naissance à une phlegmasie.

La théorie actuelle est de produire une espèce de *locus minoris resistentiæ. Duobus morbis, debilior obscurat alterum* (Peter).

D'ailleurs l'important, il nous semble, est de démontrer l'efficacité de la révulsion par l'expérience, les preuves morbides, les exemples de métastase et par dessus tout les faits cliniques. Cela suffit pour être utile aux malades, et la doctrine de la révulsion thérapeutique nous intéresse médiocrement.

1. Vulpian, *Maladies du système nerveux*, Paris, 1879 p. 481.

CONCLUSIONS

1° On a abusé du séton comme de la saignée. D'où la cause de l'abandon de l'un et de l'autre. Il mérite cependant d'être réhabilité car des faits nombreux montrent son utilité.

2° La révulsion à la nuque dans les affections chroniques de l'encéphale peut guérir, produire une rémission, au moins soulager.

a. — La guérison a été obtenue au début de la paralysie générale, dans la période prodromique, dans plusieurs cas de manie et surtout dans ces formes confondues avec la paralysie générale, appelées folies congestives par M. Baillarger.

b. — La rémission a été obtenue dans la congestion cérébrale à tendance chronique, dans la paralysie générale, dans l'épilepsie avec manie.

c. — Les symptômes que la révulsion a fait disparaître appartenaient à la congestion cérébrale, au ramollissement cérébral, à l'hémorrhagie, aux tumeurs de l'encéphale, à des affections des méninges. Ce sont surtout : les céphalées, la perte de la mémoire, les vertiges, les étourdissements, l'affaiblissement musculaire, l'affaiblissement intellectuel, etc., et des accidents méningitiques. De même, dans la manie, dans la lypémanie, dans l'épilepsie, la révulsion à la nuque pratiquée avec le vésicatoire, le thermo-cautère ou le séton a calmé l'agitation, fait disparaître des hallucinations et éloigné les accès d'épilepsie.

La révulsion est particulièrement utile pour lutter contre les poussées congestives qui viennent si souvent compliquer les vésanies à marche chronique et en particulier contre les attaques épileptiformes ou apoplectiformes et les troubles médullaires qui peuvent éclater dans le cours de la paralysie générale. Ces conclusions résultent de l'analyse des vingt-deux observations nouvelles que nous rapportons.

3° La méthode est contre-indiquée dans les altérations profondes de structure, les dégénérescences. Quand l'hérédité existe dans les antécédents, les bons résultats sont moins probables ; mais dans ces cas encore, elle peut lutter contre les complications intercurrentes.

4° Le vésicatoire, la cautérisation avec le thermo-cautère Paquelin et le séton, sont les trois révulsifs à choisir suivant que l'on veut obtenir une révulsion plus ou moins longue et énergique.

5° Le fondement de la révulsion à la nuque est établi par des preuves expérimentales, morbides ou tirées de la révulsion naturelle, enfin par les exemples de métastase et de nombreux faits cliniques. La doctrine de la révulsion thérapeutique est encore discutée. La théorie actuelle semble croire que ces exutoires établissent un *locus minoris resistentiæ*.

Nous avons le regret de ne pouvoir ajouter à nos vingt-deux observations, une autre série de faits que nous étudions en ce moment, dans le service de **M.** le professeur

Ball, à la clinique des maladies mentales (asile Saint-Anne) et qui nous paraissent être très concluants.

Mais nous avons l'espoir certain qne d'autres élèves de l'école de Sainte-Anne, guidés par notre savant maître M. le professeur Ball, étudieront encore cette question et parviendront à accumuler tant de faits que la lumière luira bientôt et achèvera de dissiper les obscurités qui peuvent encore empêcher le séton à la nuque d'être réhabilité.

TABLE DES MATIÈRES